Desinflámate

MARC VERGÉS

Desinflámate

Todo lo que debes saber para tener una salud óptima y ralentizar el envejecimiento

Grijalbo

Papel certificado por el Forest Stewardship Council®

MIXTO
Papel procedente de fuentes responsables
FSC® C117695

Penguin Random House Grupo Editorial

Primera edición: octubre de 2022

Printed in Spain — Impreso en España

ISBN: 978-84-253-6292-7
Depósito legal: B-13.629-2022

Compuesto en Pleca Digital, S. L. U.

Impreso en Romanyà Valls, S. A.
Capellades (Barcelona)

GR 6 2 9 2 7

Índice

Prólogo de Núria Coll 9

Introducción 11

1. ¿Qué es la inflamación y para qué sirve? 15
El inflamasoma 17

2. Tipos de inflamación 19

3. Cómo saber si tengo inflamación 23
Síntomas de inflamación 23
Datos objetivos que demuestran la presencia de inflamación 25

4. Causas de la inflamación 29
Estrés 29
Polución y tabaco 41
Ejercicio 46
Ciclos circadianos 54
Microbiota inflamatoria 57
Obesidad 65
Micronutrientes clave 75

Procesados dañinos 83
Omega-3 *versus* omega-6 88
Técnicas culinarias perniciosas 101
Descanso digestivo insuficiente 106
Sol: ¿amigo o enemigo? 112
Lectinas, esas grandes desconocidas 118
Lácteos buenos y lácteos malos 124
Azúcar: el que vemos y el que no vemos 128
Carnes rojas 132
Solanáceas 136
Las combinaciones sí importan 140

5. Menús antiinflamatorios para cada estación del año 151

6. Recetas antiinflamatorias 200

7. Recomendaciones generales 250

8. Suplementos 256
Antiinflamatorios naturales 256
Aplicaciones tópicas 261

9. La inflamación crónica nos envejece más rápido . . 268
¡Los telómeros se nos acortan! 268

10. Reflexiones finales 273

Agradecimientos 279

Notas 283

Prólogo

Cuando Marc y yo nos vemos, somos peligrosos. Podemos pasarnos horas hablando de nutrición. Vamos de un tema a otro, y me siento su eterna alumna, ávida de conocimiento, disparando una pregunta tras otra, consciente de que pasarán días hasta que lo vuelva a ver y de que ese tiempo de compartir su sabiduría es oro para mí.

Y es que Marc y yo llevamos años hablando de inflamación sin que yo fuera consciente, sin saber que es justamente eso lo que padecemos la mayoría, sin saber que en una de esas conversaciones me iluminaría con un concepto que se me quedó grabado a fuego: el *inflammaging*. Ese día supe que estábamos ante una de las pandemias más graves de nuestro tiempo y que se presenta en muchas formas distintas.

De hecho, ese día supe que estábamos hablando de algo trascendental. Y, aún no sabemos cómo, acabamos comiendo con Laura y Carlos de Penguin y negociando este libro. No me extraña. Desde el día en que me habló del *inflammaging*, no se me iba de la cabeza y en mis comidas hablaba de ello como si fuera el gran descubrimiento. Quizá para ti no lo sea, pero es revelador cuando Marc te lo cuenta, te lo aseguro.

El día que oí que el *inflammaging* estaba en todo, supe que esa verdad me acompañaría siempre en mis proyectos de salud integrativa y que era el MOTIVO, en mayúsculas, de la mayoría de las consultas de nuestros pacientes, sobre todo de los que piden hora con Marc para que les ayude a reconducir su patología por rutas distintas a las establecidas por la medicina y la nutrición convencional.

Marc es alguien que ha venido a este mundo para abrirnos los ojos con su discurso valiente y disruptivo. Y es un regalo que siga visitando a tantos pacientes cada semana que lo ayudan a ser mejor profesional y, a la vez, divulgar y hacer fácil lo difícil en conferencias, cursos o en libros como este. Un regalo.

Abre los ojos y saborea cada página. Lo que hoy te contará Marc marcará el mañana, y aunque te sentirás incómodo porque tendrás que desaprender buena parte de lo que creías saber sobre la alimentación, Marc te ayudará a salir de tu zona de confort. Aprovecha al máximo esta oportunidad.

NÚRIA COLL,
CEO de Soycomocomo

Introducción

Vivimos cada vez más años, pero no en óptimas condiciones. De hecho, la mayoría padecemos afecciones que nos acompañan a lo largo de la vida y que, muchas veces, se agravan con la edad. Sí, la medicina nos ha hecho más longevos, pero de momento es incapaz de curar las dolencias crónicas que nos limitan. Los occidentales pasamos casi media vida enfermos.

Según el Instituto Nacional de Salud holandés, el 40 % de los ciudadanos de ese país sufrirán alguna enfermedad crónica en 2030; en la actualidad, la cifra de los afectados es ya de un nada desdeñable 32 %.

Las enfermedades que predominan en el estilo de vida occidental tienen un marcado componente inflamatorio, ya sea de zonas concretas del cuerpo o en forma de inflamación generalizada. ¿Quién no ha oído frases como «Me siento hinchada/o»? De hecho, los pacientes con sobrepeso u obesidad que veo en consulta suelen presentar un nivel de inflamación muy superior al de la grasa que ha provocado la consulta, y eso es preocupante.

En este libro abordaremos la inflamación de las articulaciones, del sistema digestivo, la inflamación muscular y de las vísceras, los tumores y un grupo de enfermedades muy problemáticas y cada vez más habituales, las autoinmunes.

Y mientras tanto las políticas de protección del ciudadano brillan por su ausencia: nuestros gobernantes invierten poco o nada en prevención, en educación y en formación sanitaria, y toleran la sobremedicación general de la población antes que hacer autocrítica sobre su responsabilidad; la falta de recursos deja el campo libre para que las farmacéuticas subvencionen posgrados y congresos médicos que se concentran en tratar los síntomas y no las causas de la enfermedad; falta de contundencia en la transición a una alimentación ecológica; se controla poco la legislación sanitaria, no se aplican gravámenes sobre los productos alimentarios que no son saludables ni se crean sellos de calidad para distinguir a las empresas o restaurantes cuyos productos sí lo son.

Si por miedo los gobiernos se resisten a gravar con impuestos a las empresas que venden basura alimentaria, al menos deberían crear sellos que incentiven la calidad y seguridad de los alimentos, el consumo de productos de proximidad, más sostenibles... En definitiva, deberían primar la excelencia y la salud.

A falta de protección gubernamental, veremos cómo tratar de solucionar el problema cada vez más habitual de la inflamación, o aún mejor, cómo prevenirla. Si vamos a vivir más años, mejor que sea gozando de buena salud, y no hay que olvidar que, a mayor edad, mayor facilidad para inflamarnos y mayor dificultad para resolver la inflamación y las enfermedades que se derivan de ella.

En este libro aprenderás cuáles son las principales causas

de la inflamación crónica de bajo grado, que incluyen desde los errores más habituales que cometemos al alimentarnos o al procesar los alimentos a los hábitos no relacionados con la alimentación, como la mala gestión del estrés o la actividad física mal planificada, desde los efectos de no respetar los ritmos circadianos a las decisiones que nos predisponen a perder la salud óptima y, por supuesto, qué hacer para vivir y desarrollarte de la mejor manera posible.

1

Qué es la inflamación y para qué sirve

La inflamación es una respuesta defensiva natural del organismo. Un simple golpe o una infección vírica o bacteriana pueden desencadenarla, y suele ir acompañada de dolor.

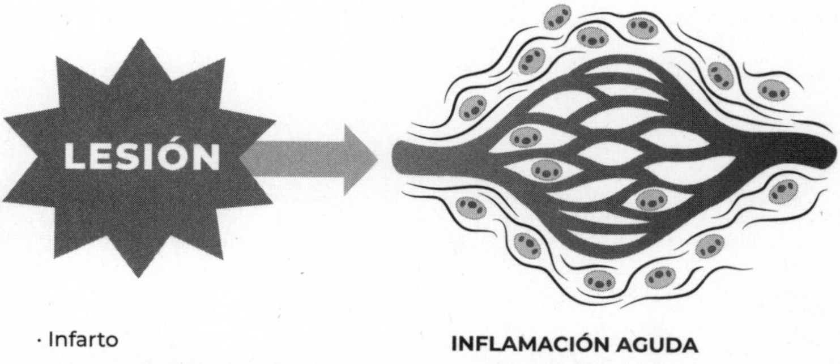

- Infarto
- Infecciones bacterianas
- Toxinas
- Traumatismos

INFLAMACIÓN AGUDA

- Cambios vasculares
- Reclutamiento de neutrófilos
- Lesión tisular limitada

https://encrypted-tbn0.gstatic.com/images?q=tbn:ANd9GcRfQDQv3MgcHyhUuQVkF5I26OrUhN2WQImjfEIU3mMsdZLuHe0c0NX5au6SksKedLOgE3I&usqp=CAU

La inflamación pone en marcha los procesos bioquímicos, los «protocolos», de reparación o curación de nuestro cuerpo. El primero de estos mecanismos es la dilatación de las autopistas que llevan a la zona afectada, que son las arterias.

La dilatación arterial proporciona una mayor afluencia de sangre cargada de células curativas, y este aumento del riego sanguíneo en la zona dañada acelera el proceso de curación, que es de lo que se trata. La supervivencia puede depender de lo rápido que se repare un tejido dañado. Quizá nos parezca una exageración, dado el estilo de vida que llevamos en la actualidad, pero si dependiéramos de nuestra capacidad física para obtener la comida o para desplazarnos a zonas más seguras, no poder valernos pondría en peligro nuestra supervivencia. Gracias a las resolvinas, contamos con un eficiente sistema de reparación.

Las resolvinas, mediadores que promueven la resolución de los procesos inflamatorios, derivan de los ácidos grasos eicosapentaenoico (EPA) y docosahexaenoico (DHA), que forman parte del grupo de los omega-3.

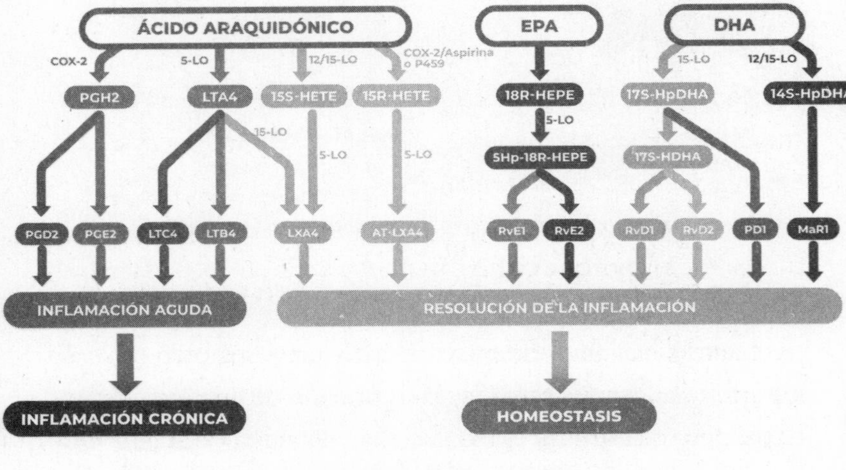

https://docplayer.es/docs-images/50/26109403/images/16-0.png

Como se aprecia en el gráfico anterior, las dos cascadas que desencadenan el EPA y el DHA acaban resolviendo la inflamación y devolviendo al organismo la homeostasis deseada, palabra que deriva del griego y significa «mantenimiento del equilibrio».

Más adelante hablaremos de la mejor manera de proporcionar a nuestro organismo esos omega-3 que harán que tengamos niveles adecuados de EPA y DHA.

Si no dispusiéramos de respuesta inflamatoria, el cuerpo no podría indicarle al sistema inmunológico que sane y repare el tejido dañado ni que se defienda de invasores extraños, como virus y bacterias. Sin la inflamación como respuesta fisiológica, las heridas se pudrirían y las infecciones podrían resultar mortales.

El inflamasoma

Es el responsable de la activación de la inflamación y varía en función de qué haya provocado dicha activación. Se ha demostrado que favorece la maduración de unas células que producen inflamación, las citocinas inflamatorias del tipo interleucinas.[1]

El inflamasoma se encarga de eliminar las células defectuosas, ya sea porque están dañadas, envejecidas o «desgastadas». Este mecanismo se conoce como piroptosis celular y se da cuando hay una inflamación activa. Existe otro tipo de muerte celular programada, la apoptosis celular, que se encarga de eliminar las células defectuosas que no están implicadas en un proceso inflamatorio.

El organismo tiene la capacidad de «eliminar» las células no funcionales. Esa muerte o eliminación celular se conoce como apoptosis si se trata de células en general o piroptosis si se trata de células de zonas inflamadas.

Para entenderlo un poco mejor, el inflamasoma sería una central de operaciones que decide el tipo de inflamación que hay que activar y a qué zona enviar el «transporte» con las sustancias que ayudarán a resolver el problema que se haya producido.

El inflamasoma coordina el tipo de intervención. En función de dónde se tenga que actuar o qué se transportará para corregir el problema, escogerá un medio de transporte u otro: autobús, coche de bomberos o tanque de guerra.

Al ser atacados por un patógeno, se activará un tipo de inflamasoma concreto. Por ejemplo, el inflamasoma NLRP3 activaría las defensas inmunitarias del huésped contra infecciones bacterianas, fúngicas y virales.

Este sería un ejemplo claro y actual de la activación del inflamasoma: el tipo NLRP3 se activaría con el coronavirus:

Si la persona sufre un proceso inflamatorio previo de cualquier tipo, la activación del NLRP3 por la infección del coronavirus agravaría la situación de inflamación previa, pues las nuevas moléculas inflamatorias en forma de interleucinas se sumarían a las preexistentes y provocaría lo que llamamos cascada inflamatoria. Esto inflamaría aún más el sistema respiratorio e impediría que la persona pueda respirar.

Pero la activación de NLRP3 también se relaciona con la inflamación que se produce en el alzhéimer, la diabetes, la gota, las enfermedades autoinmunes y la aterosclerosis.[2]

2

Tipos de inflamación

Existen dos tipos de inflamación según el tiempo de duración: aguda y crónica.

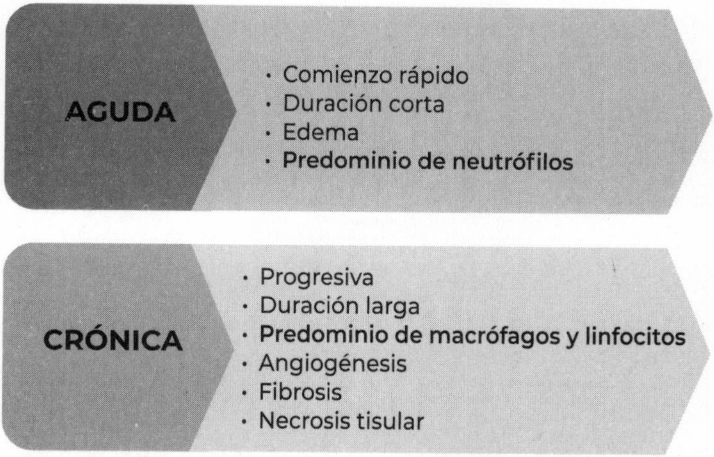
AGUDA
· Comienzo rápido
· Duración corta
· Edema
· Predominio de neutrófilos
CRÓNICA
· Progresiva
· Duración larga
· Predominio de macrófagos y linfocitos
· Angiogénesis
· Fibrosis
· Necrosis tisular

La inflamación aguda empieza de forma rápida, casi inmediata al momento en que se produce el daño o agresión, y genera un edema que suele reducirse o desaparecer en pocas horas o en un par de días, a lo sumo. En la sangre esto se refleja en un aumento de las células inmunitarias neutrófilos.

En cambio, la inflamación crónica se caracteriza porque aparece progresivamente. Por eso se tarda en percibirla. No desaparece ni en horas ni en días y provoca la aparición de gran número de nuevas arteriolas para intentar resolver el problema. Los intentos de reparación del tejido dañado provocan con el tiempo un engrosamiento o fibrosis del tejido afectado que, en casos extremos, lleva a la necrosis o muerte del tejido.

A diferencia de la inflamación aguda, la inflamación crónica se refleja en la sangre con el aumento de otro tipo de células defensivas o inmunitarias, los macrófagos y los linfocitos.

En el gráfico siguiente se observan las principales diferen-

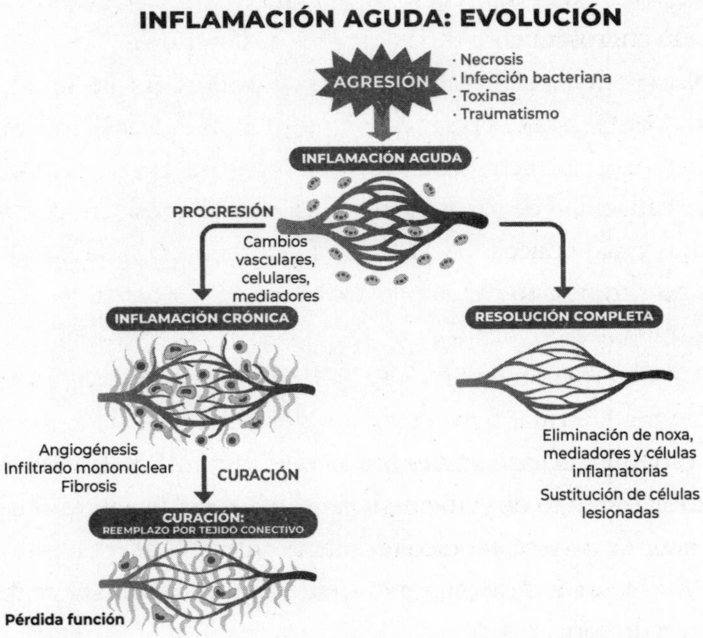

cias de la evolución de la inflamación según sea aguda o crónica. Mientras que en la inflamación aguda se produce una resolución del proceso inflamatorio con la reparación o sustitución de las células dañadas, en la inflamación crónica, aunque acabe resolviéndose, se produce una pérdida de función del tejido dañado.

El grado de pérdida funcional del tejido dependerá del tiempo que ha estado inflamado.

Pongamos un ejemplo: la presencia de piedras (una colelitiasis biliar) ha causado pequeñas heridas en la vesícula biliar, seguidas de infecciones bacterianas que se han resuelto de forma natural o con ayuda médica, lo que ha derivado en varios episodios inflamatorios de la zona. La situación se ha repetido varias veces en el transcurso de los años. La consecuencia ha sido un engrosamiento de las paredes de la vesícula.

Una vesícula de paredes gruesas no podrá contraerse adecuadamente para expulsar el contenido biliar hacia el intestino para una correcta digestión. Si la vesícula pierde elasticidad y capacidad de vaciado, con el tiempo se producirán más piedras y más cólicos, y acabará convirtiéndose en una estructura semirrígida no funcional que habrá que extirpar.

La inflamación crónica más habitual es la inflamación de bajo grado, que provoca pocas molestias y por eso pasa fácilmente inadvertida, pero cuyos efectos negativos silenciosos con el tiempo causan graves problemas de salud. Se la ha asociado al aumento de la incidencia del cáncer y de enfermedades raras en nuestras sociedades modernas.

Los factores de riesgo para padecer una inflamación de bajo grado son:

Envejecimiento prematuro, tabaquismo, nivel socioeconómico, obesidad, estrés psicosocial crónico, estilo de vida sedentario, toxinas, sueño insuficiente, factores nutricionales (dosis, composición, tiempo, frecuencia), abuso de drogas legales e ilegales, alcohol incluido, política y economía.[1]

3

Cómo saber si tengo inflamación

No resulta fácil saber si padecemos inflamación crónica, sobre todo porque no se trata de una afección que produzca dolor o limite el movimiento.

El problema es que muchas veces no sabemos que padecemos inflamación, y eso nos deja en una posición vulnerable: si no lo sabemos, no podemos ponernos manos a la obra para resolverla a tiempo, y quizá cuando reaccionemos ya sea demasiado tarde.

Veamos qué podría estar sucediendo para poder actuar con rapidez.

Síntomas de inflamación

1. El principal problema de la inflamación nace en el **sistema digestivo** y es, a mi juicio, el más peligroso, ya que afecta a la capacidad de nutrirse del organismo, lo que puede agravar rápidamente la situación.
   Los trastornos digestivos que nos deben alertar son:

- Hinchazón abdominal, sobre todo después de comer o según avanza el día. Suele indicar disbiosis, hiperpermeabilidad intestinal, que habrá que valorar con un estudio de microbiota.
- SIBO (sobrecrecimiento bacteriano intestinal). Suele aparecer después de un trauma emocional severo.
- *Helicobacter pylori*, estreñimiento, diarrea, irregularidad en el tránsito y la forma de las heces (heces pastosas, secas o como bolas de cabra), gases excesivos y malolientes.
- Aparición o agravamiento de intolerancias alimentarias.

2. **Obesidad o sobrepeso.** Es una inflamación tan evidente que puede pasar desapercibida por estar disimulada por la grasa superficial que la acompaña.
3. Un **sistema inmunitario hiperactivo o hipersensible**: alergias, asma, hipotiroidismo, psoriasis, artritis reumatoide u otras enfermedades inmunitarias o autoinmunes.
4. **Propensión a infecciones** respiratorias (catarros, gripes, rinitis, faringitis, laringitis, bronquitis, amigdalitis, asma, sinusitis, mucosidad constante u otras afecciones infecciosas (herpes, virus del papiloma humano, cistitis, hongos vaginales o candidiasis de repetición o crónica).
5. **Alteraciones cardiometabólicas**: dislipidemias o problemas de colesterol y triglicéridos altos, síndrome metabólico (aumento de la glucosa y de la presión ar-

terial, hipercolesterolemia y, a veces, elevación simultánea del ácido úrico), resistencia a la insulina, diabetes, hipertensión, tumores.

6. **Dificultad de recuperación o afecciones con recidivas habituales.** Recuperarse despacio y mal de lesiones, sufrir microlesiones o lesiones que se repiten.
7. **Disfunciones menstruales:** reglas dolorosas y abundantes con coágulos y mastitis (dolor de mamas), quistes, miomas, fibromas, SOP (síndrome del ovario poliquístico), infertilidad, endometriosis.
8. **Otras manifestaciones:** dolores musculares no justificados o dolores de cabeza recurrentes, problemas dermatológicos, insomnio, fatiga crónica, depresión, niebla mental y ansiedad.

Datos objetivos que demuestran la presencia de inflamación

A veces percibimos las señales que nos transmite el organismo de manera difusa porque no estamos acostumbrados a prestar atención a nuestro cuerpo. Por esta razón, y para confirmar lo que sentimos, es aconsejable que le pidamos a nuestro médico o nutricionista de confianza que valore con una bioquímica nuestros niveles de PCR (proteína C reactiva), TNF-α, IL-10 e IL-6, la velocidad de sedimentación globular (VSG) y la presencia de leucocitosis, marcadores diagnósticos de enfermedades inflamatorias e infecciosas. Los niveles elevados de ferritina también están asociados a la inflamación.

En el gráfico siguiente podemos observar cómo aumenta y disminuye la PCR (proteína C reactiva) después de un proceso agudo inflamatorio. En este caso se consigue corregir la inflamación dos semanas después de su inicio.

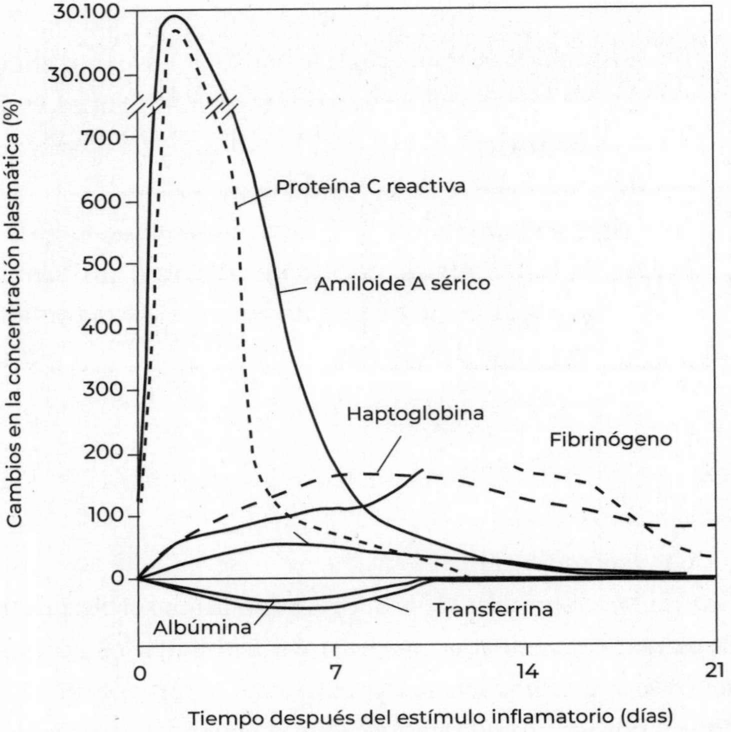

Patrones característicos de cambio en las concentraciones plasmáticas de algunas proteínas de fase aguda luego de un estímulo inflamatorio moderado. Modificado de Gitlin JD y Colten HR.

Otro marcador de inflamación es la calprotectina plasmática en heces, que es un indicador de inflamación crónica, aunque sus valores en heces sí pueden interpretarse como inflamación aguda del intestino. De hecho, cuando la calprotectina en heces está elevada indica un aumento de la permeabilidad intestinal[1] que, de no corregirse por pasarle inadvertida al paciente, puede provocar enfermedades autoinmunes. Es una prueba sencilla y poco invasiva que vale la pena hacer.

Niveles de calprotectina	Interpretación
< 50 µg/g	Enfermedad verdaderamente inactiva
50-250 µg/g	Inconcluyente
> 250 µg/g	Actividad clínicamente significativa

Valores de calprotectina en heces. Aunque en medicina convencional se considera inflamación a partir de 250 µg, en medicina integrativa se considera que a partir de 100 µg puede haber un problema, excepto en pacientes que ya han sido diagnosticados de enfermedad inflamatoria intestinal, en los que se consideraría inflamación a partir de 200 µg.

Un daño colateral de la inflamación crónica es la reducción de los valores de HDL, o colesterol bueno, que tiene la capacidad de eliminar el colesterol de la sangre, y el aumento del LDL, o colesterol malo, que incrementa el colesterol oxidado y, por tanto, favorece los tapones arteriales.[2, 3]

Otro daño colateral es la anemia. Cuando se tiene inflamación crónica de bajo grado, la hepcidina, que transporta el hierro del intestino, se bloquea e impide que sea absorbido. Ni toda la carne roja del mundo ni todos los suplementos servirán para corregir la anemia si antes no se resuelve la inflamación. Solo serán un parche. La persona volverá a tener anemia en cuanto deje de suplementarse, ya que los transportadores continuarán sin funcionar.

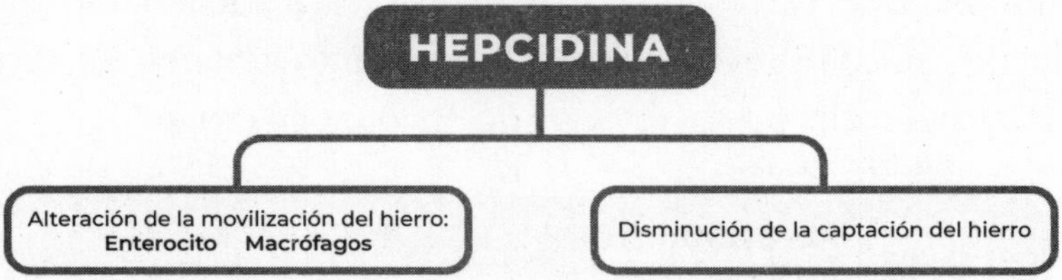

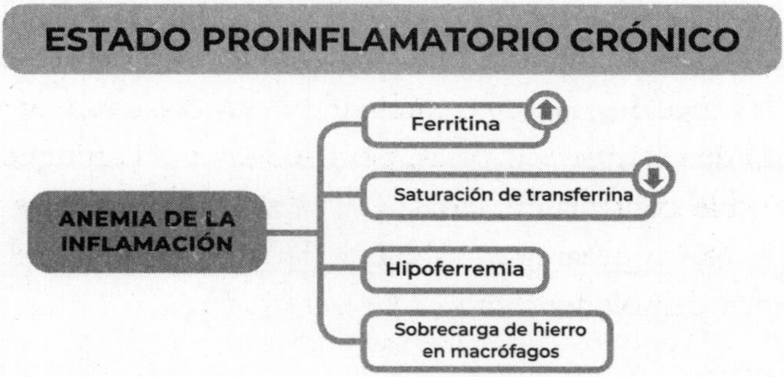

La hepcidina, que se encarga de transportar el hierro desde los intestinos al organismo, deja de captarlo por mucho hierro que haya en el lumen intestinal. Esta situación conlleva un aumento de la ferritina en sangre (la proteína que almacena hierro en las células) para compensar la disminución de la absorción del hierro.

Resumen de valores bioquímicos para determinar la inflamación:

- PCR (PROTEÍNA C REACTIVA) ELEVADA
- INTERLEUCINAS IL-1, IL-6, IL-8, IL-12 ELEVADAS
- TNF-α ELEVADA
- VSG (velocidad de sedimentación globular) ELEVADA
- FERRITINA ELEVADA
- HDL BAJO/ LDL ALTO (COLESTEROLES)

4

Causas de la inflamación

Para evitar y tratar la inflamación crónica debemos conocer qué la provoca y reducir o eliminar esas causas. Unas son más fáciles de corregir que otras, pero todo suma y, aunque sea imposible controlarlas todas, es preferible corregir las que podamos. Empezaremos hablando de la más compleja, el inevitable y demoledor estrés de la vida moderna.

Estrés

Tan necesario como dañino, el estrés domina nuestra vida y nuestra sociedad. Pero ¿por qué nos inflama? ¿Existen diferentes tipos de estrés? ¿Podemos convertirlo en algo favorable? Para contestar estas preguntas, empecemos por explicar qué es.

El estrés desencadena una serie de mecanismos que nos permiten reaccionar de manera rápida y adecuada ante determinadas situaciones que amenazan nuestra vida. Podría decirse que el estrés nos ha ayudado a sobrevivir como especie.

El estrés «bueno»

Es el que nos hace reaccionar resolutivamente, ya sea escapando, luchando o empleando el intelecto, ante una situación comprometida. Pongamos un ejemplo pensando en nuestros antepasados del Paleolítico o en humanos que en la actualidad siguen llevando una vida parecida a la que aquellos llevaban.

Ante la presencia de un depredador que pretende comernos o de un clan enemigo que pretende atacar nuestra aldea o cueva, nuestro organismo reaccionará segregando cortisol, noradrenalina y adrenalina, lo que se manifestará con los siguientes síntomas:

- Se produce una movilización de las defensas, para el caso de que suframos alguna herida o lesión.
- Aumenta la frecuencia cardiaca para que llegue la mayor cantidad posible de sangre y oxígeno a los músculos y al cerebro.
- El bazo se contrae y libera una gran cantidad de glóbulos rojos que transportarán oxígeno.
- La sangre se redistribuye: abandona los puntos menos vitales y que pueden obstaculizar la huida, como la piel (aparece la palidez) y el intestino, para concentrarse en los músculos, el cerebro y el corazón, que son las zonas de acción.
- Aumenta la capacidad respiratoria para poder correr más, si fuera necesario.
- Se produce una dilatación de las pupilas, con lo que vemos mejor.

- Se acelera la función coagulante de la sangre para evitar que nos desangremos ante un corte o hemorragia.
- Aumenta el número de linfocitos (células de defensa) ante la posibilidad de una infección durante el escape.

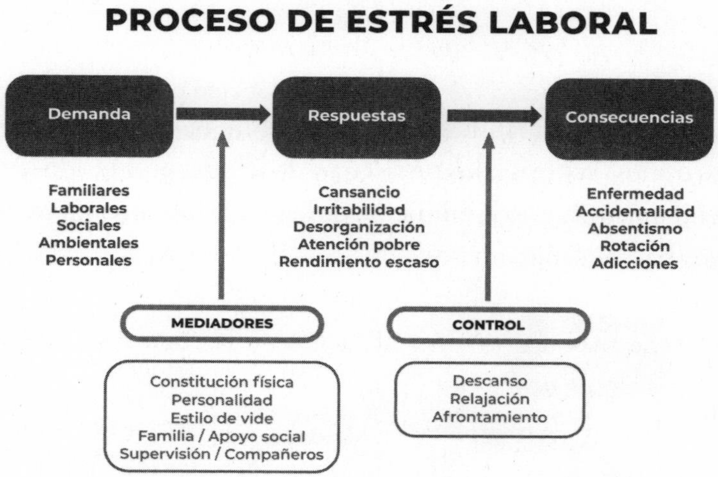

Estas respuestas fisiológicas también se dan en el humano moderno ante situaciones que nada tienen que ver con escapar de un depredador o luchar contra un invasor; por ejemplo, cuando intentas llegar a los objetivos que tu jefe te impone, corregir un error de última hora o sacar adelante un examen o varios.

El cerebro y nuestra fisiología no entienden la diferencia entre escapar del depredador o evitar la bronca del jefe y, por tanto, ponen en marcha la sintomatología ya descrita. Esta respuesta puede ayudarnos a ser resolutivos y salir adelante, siempre y cuando la situación dure un tiempo razonablemente corto, horas o, a lo sumo, una jornada. El problema viene cuando el estrés no se resuelve en ese lapso limitado y perdura semanas, meses o incluso años: los niveles elevados de cortisol mantenidos en el tiempo tendrán efectos dañinos.

Cortisol elevado siempre = problemas

Si el cortisol se mantiene elevado durante días, semanas, meses o años, aparecen los problemas de salud, encabezados por la inflamación y la disminución de la fuerza digestiva: si corremos para escapar, no podemos comer ni digerir.

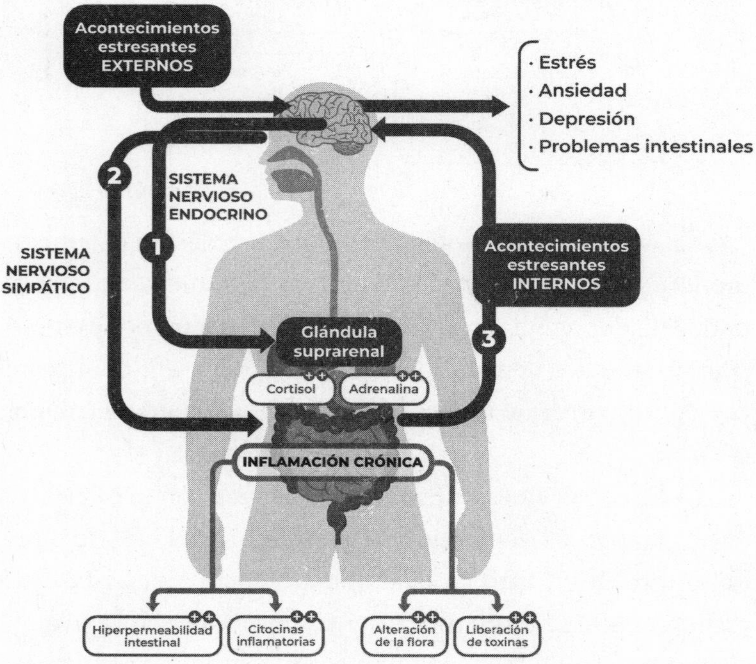

La inflamación digestiva que provoca el cortisol mantenido en el tiempo es la hiperpermeabilidad intestinal.

En el gráfico de la página anterior podemos ver que cuando la glándula suprarrenal mantiene la liberación de niveles elevados de cortisol y adrenalina se produce un aumento de las citocinas inflamatorias, hiperpermeabilidad intestinal, alteración de la microbiota y más liberación de toxinas.

Qué puede pasar si tengo hiperpermeabilidad intestinal

La hiperpermeabilidad intestinal está relacionada con la aparición de alergias, intolerancias, malabsorción de nutrientes y, lo más grave, enfermedades autoinmunes.

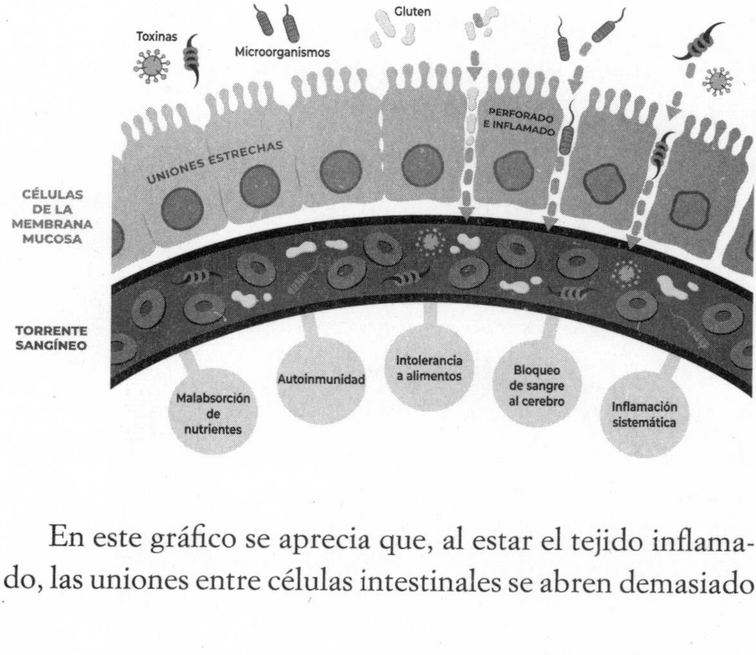

En este gráfico se aprecia que, al estar el tejido inflamado, las uniones entre células intestinales se abren demasiado (hiperpermeabilidad). El gluten, algunos microorganismos, las toxinas o ciertos medicamentos agravan la situación.

Esto facilita que entren en la sangre moléculas grandes o tóxicos que no lo harían si hubiese una correcta permeabilidad, es decir, uniones estrechas, y que, con el tiempo, se acabe desarrollando alguna intolerancia alimentaria o enfermedades de tipo autoinmune.

Más adelante veremos cómo podemos corregir la hiperpermeabilidad intestinal, pero, por lo pronto, veamos cómo evitar que lleguemos a esta situación provocada por el estrés, es decir, qué debemos comer para sobrellevar una situación que nos mantiene tensos y en continuo estado de alerta.

¡O corres o comes!

Como ya he comentado, el estrés provoca que el cuerpo concentre toda su energía en los órganos que nos ayudan a escapar, lo que significa que la retira de los que se ocupan de otros asuntos, entre ellos, el sistema digestivo. Por esta razón, se tienen digestiones más pesadas o aparecen intolerancias que antes no teníamos.

Debido al cortisol, el estómago, el intestino y el páncreas no disponen de energía suficiente para ejecutar bien su trabajo. Como consecuencia, se digiere peor, se evacúa peor y se tienen digestiones más pesadas, lo que desemboca en una disbiosis, que suele caracterizarse por una notable hinchazón abdominal después de las comidas.

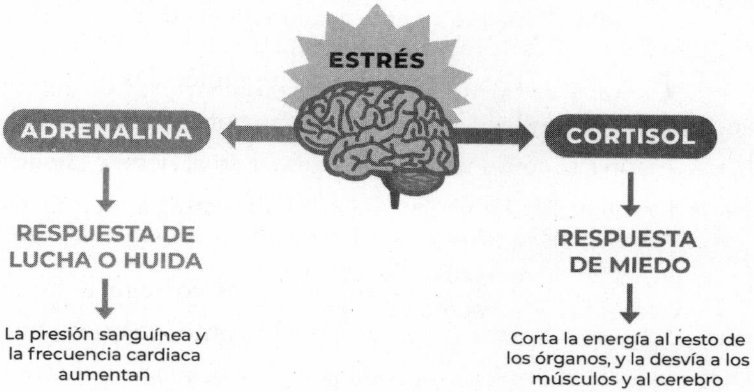

Para ayudar al sistema digestivo y al sistema nervioso a sobrellevar el estrés debemos tener muy en cuenta qué comemos, pues es fácil dejarse llevar por la necesidad de compensación que experimenta nuestro cerebro.

El cerebro quiere descansar de tanta exigencia mental para resolver la situación. Necesita relax, que obtiene a través de la dopamina. Nuestro organismo produce dopamina al ingerir algunos alimentos o seudoalimentos poco saludables: chocolate con poco cacao y mucho azúcar, repostería, comida basura, procesada o con muchas calorías.

Por eso, cuando estamos estresados es normal tener el antojo o la necesidad de esos alimentos; es un mecanismo de compensación.

Pero debemos pensar con la cabeza y no caer en la trampa. Debemos buscar la mejor manera de suplir las necesidades de nuestro organismo sin olvidar que la hiperpermeabilidad intestinal generada por el estrés provoca una malabsorción de los nutrientes.

Alimentos que ayudan a combatir el estrés
• Aumentar el consumo de alimentos crudos, frutas, verduras y hortalizas de temporada. • Aumentar el consumo de vegetales de hoja verde o suplementar con algas como la clorela (*C. pyrenoidosa*). • Consumir caldos caseros que fortalezcan el sistema inmune (con ajo, jengibre, alfalfa, huesos). • Incrementar el consumo de algas marinas para estimular la tiroides. • Evitar la deshidratación bebiendo agua entre horas y evitando beber en las comidas.
Alimentos que no ayudan a combatir el estrés:
• Edulcorantes artificiales, conservantes y aditivos. • Bebidas carbonatadas. • Azúcar blanco y cereales o harinas refinadas. • Chocolate, fritos, embutidos y carnes de mala calidad.

https://www.elsevier.es/es-revista-offarm-4-articulo-estres-13078580

En este cuadro vemos las preparaciones y alimentos que debemos potenciar, evitando los alimentos o preparaciones crudas por la noche o en la cena, ya que serán demasiado pesados para un sistema digestivo mermado de energía.

Las grasas buenas[1] son las grandes olvidadas en la lucha contra el *burnout*, o colapso por estrés, a pesar de su contundente acción. Ayudan a mantener regulados los niveles de cortisol, igual que el descanso adecuado y el ejercicio moderado.

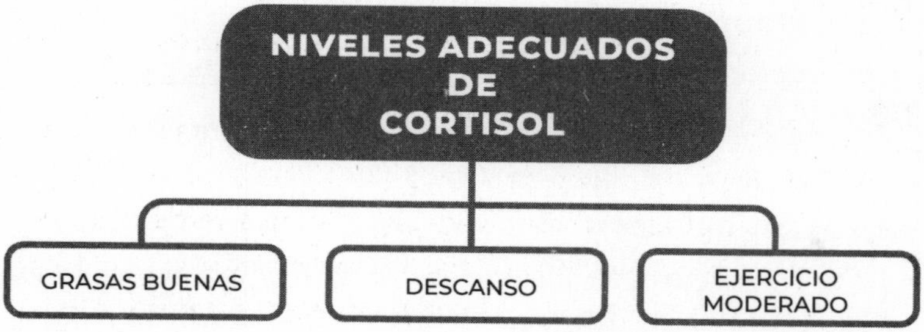

Grasas saludables

- Aceite de coco.
- *Ghee* o mantequilla de pasto.
- Frutos secos bien conservados (para evitar su oxidación).
- Aceite de oliva o aceitunas.
- Huevos ecológicos o de gallinas camperas.
- Embutido de buena calidad (sin aditivos innecesarios).
- Pescado azul.

Todos estos alimentos ricos en grasas saludables deben estar a diario en nuestro plato. Pondremos algunos ejemplos concretos de cómo racionarlos.

El aceite de coco complementa muy bien al aceite de oliva. Solo hay que añadir un par de cucharaditas en algún plato de verdura, guiso o infusión.

No todos los países disponen del oro líquido que es el aceite de oliva. En ese caso, el aceite de coco se combinará con aceite de colza, mantequilla, *ghee* o grasa de pescado. Pero si dispones de aceite de oliva, que no falten al menos ocho cucharadas al día, repartidas a discreción.

Otra forma de obtener aceite de oliva es con las aceitunas, un excelente aperitivo que nos aportará la misma grasa que el aceite y además nos facilitará la digestión, ya que estimulan la producción de los jugos gástricos para digerir mejor los alimentos que ingiramos.

Sin complejos con los huevos (si no hay razón justificada que lo impida); se acabó eso de dos o tres huevos a la semana. Los huevos de gallinas felices deben formar parte de la dieta cotidiana. Se pueden comer dos huevos diarios sin problema ni miedo al colesterol.

Debe ingerirse pescado azul al menos una vez por semana. Yo recomiendo tres raciones semanales, aunque no sea en forma de plato principal. Sardinas, boquerones, anchoas, salmón..., cualquiera es válido y necesario, y se puede añadir como ingrediente secundario a las ensaladas, por ejemplo.

En cuanto a las semillas y los frutos secos, un puñado al día en el plato o en el momento que desees rematar la jugada de las grasas buenas. Para asegurarte de que no se oxidan, guárdalos en la nevera o el congelador.

Suplementos

Además de una alimentación bien pensada y planteada, quizá necesitemos ayudas complementarias, suplementos que serán nuestros aliados para no acabar sucumbiendo al estrés.

Durante un periodo estresante, nuestro sistema nervioso utiliza mucho magnesio y vitaminas del grupo B, imprescindibles para el funcionamiento de un sistema en alerta. De no disponer de cantidades suficientes de estos elementos la posibilidad de sufrir un colapso o de desarrollar un cuadro de ansiedad aumenta.

También se eleva la excreción de vitamina C por vía urinaria. Esta vitamina es fundamental para nuestro sistema inmune e intestinal y no podemos permitirnos perderla. Un aporte de 1.000 mg de vitamina C en forma de ascorbato cálcico para no dañar la mucosa del estómago nos ayudará a compensar estas pérdidas.

Otro nutriente que se ve perjudicado es la fenilalanina, fundamental para mantener un buen estado anímico. De hecho, en algunos países se han realizado estudios que indican que este aminoácido podría utilizarse como marcador para el diagnóstico de la depresión. Los niveles bajos de fenilalanina indican una mayor propensión a caer en la depresión o en un estado anímico precario o *down*. Se puede tomar un suplemento de L-fenilalanina de 500 mg al día.

El 60 % de la masa cerebral es grasa, de la que el 70 % son ácidos grasos ω-3 (omega-3). El 25 % de esos ω-3 son DHA (ácido docosahexaenoico).

Ya sabemos, por diferentes estudios, que el DHA mejora la hipertensión arterial, reduce la ateroesclerosis, actúa como modulador del sistema inmune, reduce los triglicéridos y aumenta el HDL o colesterol bueno, y mejora la agudeza visual, pero además ayuda a mejorar el funcionamiento de las neuronas y la concentración en situaciones de estrés mantenido.

Un suplemento de cápsulas de ω-3 procedentes del krill,

de pescado azul de pequeño tamaño o de algas (es la opción vegetariana) nos ayudaría. Bastaría con una o dos cápsulas al día de 1.000 mg.

La vitamina E es fundamental no solo para frenar la oxidación, sino para mejorar la salud intestinal. Bastará un suplemento de 400 UI al día.

La coenzima NADH (dinucleótido de nicotinamida y adenina) interviene en el circuito energético del organismo. Un comprimido de 10 mg al día nos ayudará a mitigar la fatiga y el desequilibrio energético de las mitocondrias (zonas clave para producir energía).

También en el aspecto energético puede sernos de ayuda la coenzima Q10. La Q10 se produce en las mitocondrias, que están en todas las células del cuerpo, y es fundamental para tener niveles de energía suficientes durante el esfuerzo, para recuperarse después y para reducir el daño producido por los radicales libres.

Lo ideal sería utilizar estos suplementos solo durante el periodo de estrés o en tandas de tres meses con quince días de descanso entre tanda y tanda, siempre siguiendo las indicaciones de vuestro especialista en medicina integrativa o nutricionista de confianza.

NUTRIENTES CLAVES PARA COMBATIR EL ESTRÉS

- Magnesio.
- Vitaminas del grupo B (en particular la vitamina B_5, que previene la atrofia adrenal).
- Vitamina C (ya que hay un aumento de su excreción en orina durante periodos de estrés).
- Fenilalanina (aminoácido que ayuda a mejorar el estado de ánimo).
- Ácidos grasos poliinsaturados (componentes esenciales de las membranas neuronales).
- Vitamina E (contrarresta el aumento de colesterol en sangre).
- Coenzima I (NADH).
- Coenzima Q10 (protege a la mitocondria del estrés oxidativo).

Polución y tabaco

Se trata de elementos muy dispares, ya que nuestra capacidad de controlarlos es muy distinta. Mientras que sí podemos controlar el consumo del tabaco o eliminarlo directamente de nuestra vida, la polución no podemos verla ni controlarla. En una ciudad como Madrid se llegan a respirar 100 millones de nanopartículas por metro cúbico.

La relación entre polución y enfermedades cardiovasculares o inflamación sistémica está documentada en numerosos estudios.[2, 3, 4]

Las conclusiones de un estudio elaborado en 2019 son contundentes:[5]

- La contaminación ambiental es una gran amenaza para la salud cardiovascular.
- La inflamación es un componente importante del proceso fisiopatológico que vincula la polución y las enfermedades cardiovasculares.
- La revisión de los resultados de los estudios disponibles apunta a una clara relación entre la polución ambiental y el nivel de PCR circulante, un marcador de inflamación.
- La exposición a largo plazo a las partículas que contaminan el aire se asocia a un nivel mucho más elevado de PCR que la exposición a corto plazo.

Podría citar numerosos estudios que demuestran esta relación inflamación-polución, pero prefiero centrarme en dar soluciones para compensar el aire dañino que respiramos.

Si vives en una ciudad, intenta salir siempre que puedas a zonas rurales o donde la presencia de vehículos sea mínima para poder respirar un aire más limpio y lleno de los aceites esenciales que emanan de la cubierta vegetal.

Numerosos estudios liderados por los japoneses evidencian los beneficios de pasear por la naturaleza. Los llamados «baños de bosque» fortalecen el sistema inmune, reducen los niveles de cortisol y mejoran el funcionamiento del sistema nervioso.[6]

Media hora de paseo por la naturaleza puede reducir el cortisol algo más del 12 %. En todos los estudios realizados con personas de diferentes edades, profesiones o con distintas situaciones personales se obtuvieron beneficios de algún tipo.[6, 7]

Podría pensarse que los beneficios vienen del ejercicio y no tanto del entorno, pero los mismos estudios presentan, en algunos casos, comparativas con personas que pasearon por entornos urbanos. En estas comparativas se observa una clara diferencia en los resultados, además de la ausencia de los efectos benéficos de pasear en entornos verdes o por la naturaleza.

Pero ¿cuánto duran los efectos beneficiosos de pasear por la naturaleza? En un estudio que consistió en un viaje de tres días y dos noches durante el que se dieron paseos diarios de dos horas, los efectos positivos se mantuvieron entre una semana y un mes después de la salida.[8]

Aunque los máximos beneficios se obtienen los primeros días después de estos paseos campestres, con un incremento de más de un 5 % de los NK, nuestros soldados más efectivos en la lucha contra las infecciones, un mes después este repunte de potencia y actividad de nuestro sistema inmune aún se mantiene. No está nada mal para un simple paseo por el bosque.

Un consejo para los que practican deporte en la ciudad al aire libre: hacer deporte en la ciudad puede ser contraproducente y, en el mejor de los casos, la polución del aire puede anular los beneficios del ejercicio.[9]

Mejor hacer ejercicio sin salir de casa, ir a la zona forestal más cercana o ponerse un filtro de carbono para respirar.

BENEFICIOS DE PASEAR POR LA NATURALEZA

- Refuerza el sistema inmunológico.
- Reduce el estrés, con lo que baja el cortisol y, por ende, la inflamación.
- Apacigua la ira, la agresividad y el nerviosismo.
- Aumenta la energía vital.
- Mejora los estados depresivos y apáticos.
- Genera un profundo estado de relajación.
- Mejora la calidad del sueño.
- Relativiza las preocupaciones.
- Reduce la fatiga y el cansancio.
- Normaliza la tensión arterial.
- Baja las pulsaciones.
- Mejora la memoria a corto plazo.

Entre nuestros ancestros, los contrastes de temperatura extremos, los periodos de escasez de alimentos y las infecciones reiteradas se encontraban entre las principales causas de muerte.

Sin embargo, la exposición a un frío leve o un calor moderado, los periodos cortos de ayuno y el consumo regular de pequeñas cantidades de nutrientes de sabor amargo «tóxicos» propiciaron cambios muy positivos en nuestro metabolismo.

Las plantas amargas que consumían tenían una ligera toxicidad que estimuló al hígado y a las células para que fueran más eficaces en la eliminación de las sustancias nocivas. Podríamos decir que el entorno nos fue entrenando para ser cada vez más resistentes.

A partir de estos datos, se ha descubierto uno de los mecanismos más importantes para regular la entrada y salida de tóxicos del organismo: el sistema Nrf2. El descubrimiento del receptor Nrf2 ha revolucionado la toxicología, ya que indica que nuestros antecesores desarrollaron y perfeccionaron ese sistema mediante la ingesta de pequeñas cantidades de toxinas presentes en las plantas que se veían obligados a consumir.

El problema, como hemos visto en este apartado, es que estamos tan saturados de tóxicos que hemos llegado al límite y la capacidad de nuestro organismo de depurarse se ha colapsado. Nuestra capacidad de eliminar «basura» es inferior al volumen de toxinas/tóxicos que entran en el organismo. Dicho de otra forma, nuestra homeostasis no funciona o no es eficiente.

En cuanto al humo y al tabaco...

Según un estudio realizado por el Instituto del Cáncer de Milán,[10] es peor fumar que respirar los gases de un coche diésel al ralentí

Hace tiempo que sabemos que una parte del humo del tabaco llega a los intestinos y afecta a la microbiota, concretamente a la producción de mucina, que protege la salud de la mucosa intestinal. Numerosos estudios relacionan el tabaco con patologías inflamatorias intestinales como la enfermedad de Crohn.

La buena noticia es que cuatro semanas después de dejar el mal hábito del tabaco, la alteración de la microbiota se corrige y vuelve a niveles comparables a los de los no fumadores.[11]

EJERCICIO

El ejercicio es saludable, aunque no siempre, pues la intensidad o la duración a veces causan más problemas que beneficios. Veamos cuáles son los condicionantes que marcan la diferencia entre el ejercicio saludable y positivo y el ejercicio perjudicial e inflamatorio.

En una revisión de estudios sobre el ejercicio del año 2020 hecha entre ciclistas[12] se determinaron algunos datos claros e interesantes:

- El ejercicio moderado genera menos citocinas proinflamatorias e inflamatorias que el ejercicio intenso (hablamos de ejercicio que no nos deja exhaustos y con agujetas por todo el cuerpo).
- El ejercicio intenso sin descansos adecuados tiende a favorecer la aparición de enfermedades debido a la disminución de la actividad del sistema inmune.

En esta revisión, se observó un aumento de citocinas inflamatorias (IL-6 y IL-8) durante el ejercicio intenso superior al generado durante el ejercicio moderado, así como un aumento de las citocinas inflamatorias TNF-α y antiinflamatorias IL-10 que no se dio con el ejercicio moderado.

También en el grupo de la tercera edad se observaron descensos notables de los niveles de PCR (marcador de inflamación en sangre) después de hacer ejercicio moderado. El ejercicio para esta franja de edad presta especial atención no tanto a la pérdida de peso como al nervio vago, responsable de corregir las alteraciones del ritmo cardiaco, de manera que la conclusión evidente es que, al reducir la inflamación sistémica de los participantes, el ejercicio moderado reduce el riesgo de sufrir accidentes cardiovasculares.

Los cambios de la frecuencia cardiaca, tanto al aumentar durante el ejercicio como para volver a la normalidad al acabarlo, producen un aumento del efecto antiinflamatorio, es decir, los cambios moderados del latido del corazón al practicar deporte suave tienen un efecto antiinflamatorio.

A esto hay que sumar que, si se hace ejercicio de forma regular, se reduce la grasa o tejido adiposo y, en consecuencia, las células proinflamatorias que emanan del tejido graso y, además, aumenta el músculo. Este incremento de masa muscular acaba produciendo interleucinas antiinflamatorias IL-6 que reducen los niveles de otras células inflamatorias, las TNF-α.[13]

Pero ¿en qué se traduce el ejercicio moderado? Pues según un estudio de 2016,[14] caminar de forma enérgica entre 20 y 30 minutos es suficiente para obtener efectos antiinflamatorios y todos los beneficios del ejercicio saludable: antiinflamatorio, mejora del estado emocional, mejora de la calidad del sueño, mejora del sistema cardiovascular y mantenimiento del tono muscular, entre otros.

Evidentemente, en lugar de caminar podemos bailar, nadar, pasear en bicicleta o jugar al golf. Cualquier actividad que incremente los latidos del corazón de forma moderada y no nos haga sentirnos agotados será el ejercicio óptimo.

Cálculos prácticos para medir el ejercicio moderado

Calcula tu frecuencia cardiaca máxima (FCM)

Hombres: 220 – edad = FCM
Mujeres: 226 – edad = FCM

EJEMPLO:

Hombre de 50 años: 220 – 50 = 170 pulsaciones como máximo.

Mujer de 46 años: 226 – 46 = 180 pulsaciones como máximo.

Calcula la intensidad

La intensidad moderada está entre el 64-76 % de tu frecuencia cardiaca máxima.

Y cuando se practica ejercicio con regularidad a una intensidad adecuada se producen cambios positivos en la microbiota.[15] Mejora la diversidad microbiana en nuestros intestinos, es decir, aumenta la variedad de familias de microorganismos, y esto puede marcar la diferencia entre sufrir una enfermedad de tipo autoinmune o no.

Otro cambio positivo para la salud intestinal es el aumento de bacterias que producen ácido láctico. Este ácido puede convertirse en butirato, el equivalente a la «gasolina» de los intestinos. Se trata de un ácido graso que ayuda a mantener una buena producción de mucosa protectora, que es la que impide que se produzcan lesiones en la pared intestinal y sirve de refugio para microorganismos fundamentales como la

Akkermansia M. o el *Prausnitzii F.* Además, también ayuda a aumentar la resistencia frente a patógenos o microorganismos que podrían causarnos infecciones.

El aumento del número y la variedad de bacterias derivado del ejercicio produce un aumento de metabolitos, sustancias útiles para nosotros que ellas producen (si las bacterias no transformaran esas sustancias, no podríamos asimilarlas), lo que a su vez se traduce en cambios en las mitocondrias y en el metabolismo de la glucosa. También mejora nuestra barrera intestinal (mayor protección contra infecciones), disminuye el estado inflamatorio de quien lo practica o actúa como prevención de la inflamación.

Qué comer antes y después del ejercicio

No es bueno comer inmediatamente antes de hacer ejercicio, a no ser que sea algo ligero de fácil digestión. Medio plátano o un dátil valen como ejemplo. Tampoco es adecuado comer inmediatamente después, sobre todo si el ejercicio ha sido intenso. Tras el ejercicio, la sangre no estará irrigando nuestro sistema digestivo, pues se habrá concentrado en los músculos. Debemos dejar que el cuerpo redistribuya el flujo sanguíneo antes de empezar a comer; entre 30 y 45 minutos bastarán. De esa forma se corregirá el aumento de la permeabilidad intestinal generado durante el ejercicio por el incremento de la temperatura corporal.

Por otro lado, los alimentos que recomiendo para después del ejercicio son respetuosos con la mucosa intestinal.

Hay que evitar el gluten, los lácteos o las fibras con antinutrientes (legumbres, frutos secos o semillas). No solo el tipo de alimentos es importante; también lo es la forma de cocinarlos y prepararlos, como veremos en capítulos posteriores.

Ideas para comer antes de empezar a hacer ejercicio

- ½ plátano, 1 dátil, 4 o 5 pasas, 2 orejones.

Ideas para comer después de hacer ejercicio

- Cereales o seudocereales sin gluten: arroz, *teff*, quinoa o trigo sarraceno.
- Tubérculos: remolacha, zanahoria, boniato o chirivía.
- Proteína: aves, huevos o pescados.
- Fruta del tiempo.

Ejemplos concretos de comidas para después del ejercicio
• Ensalada de hoja verde y aguacate con arroz y huevos a la plancha. OPCIÓN VEGETARIANA. • Carpaccio de remolacha y salteado de trigo sarraceno o quinoa con verduras (cebolla, zanahoria, calabacín y brócoli). OPCIÓN VEGANA. • Bocadillo de trigo sarraceno de tortilla de espinacas. OPCIÓN VEGETARIANA. • Ensalada de aguacate, rúcula y mango con pollo a la plancha con pepinillos. • Crema de boniato y cebolla al toque de limón y jengibre y bacalao a la plancha al orégano. • Bocadillo de pan de teff con bonito, canónigos y remolacha.

Otro dato que hay que tener en cuenta cuando se practica ejercicio de alta intensidad es la falta de oxígeno que se produce en los intestinos al reducirse la afluencia de sangre. Como comenté al principio del capítulo, esta situación puede dañar el epitelio intestinal y provocar náuseas, vómitos, dolor abdominal y diarreas,[16, 17] fáciles de observar en la práctica de la maratón, hoy tan popular.

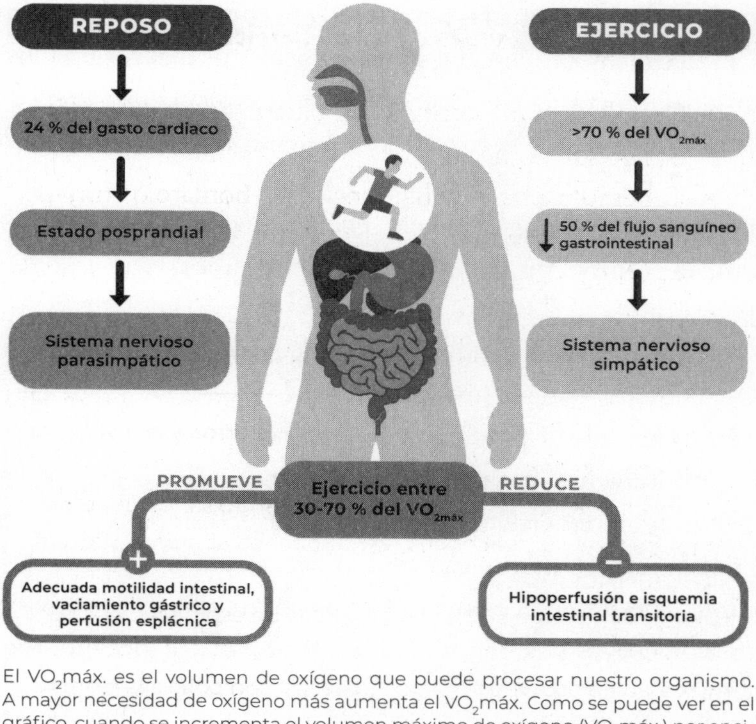

El VO_2máx. es el volumen de oxígeno que puede procesar nuestro organismo. A mayor necesidad de oxígeno más aumenta el VO_2máx. Como se puede ver en el gráfico, cuando se incrementa el volumen máximo de oxígeno (VO_2máx.) por encima del 70 % y, por tanto, entramos en ejercicio de alta intensidad, el flujo de sangre en los intestinos se reduce al menos en un 50 %. Esto significa una reducción igual del oxígeno (isquemia) en el sistema digestivo y la activación del sistema simpático, que regula los músculos. Cuando, en cambio, el VO_2 máximo se sitúa entre el 30-70 % se promueve una correcta perfusión sanguínea al sistema digestivo y se disminuye la isquemia que sí produce el ejercicio de alta intensidad.

Si te gusta ponerte al límite o forzar la máquina de vez en cuando, utiliza alimentos y suplementos para compensar los daños intestinales e inmunológicos que puede ocasionar el ejercicio «cañero».

Probióticos en forma de alimentos o de suplementos. No deben faltar en tu dieta, pero si vas a hacer una prueba exigente, como una maratón o un triatlón, asegúrate de tomarlos durante las dos semanas anteriores a la competición, a diario y preferiblemente con el estómago vacío. Los más estudiados en relación con el ejercicio físico son *Lactobacillus casei* (el conocido *L-casei), L-fermentum, L-acidophilus y L-rhamnosus.*[18, 19, 20] Se pueden encontrar como suplementos o en alimentos como el yogur, el kéfir, el chucrut, el tempeh, el kimchi, el kombucha, el miso o los pepinillos, que puedes incorporar a tu dieta.

Glutamina. Es fundamental para recuperar el equilibrio (homeostasis) del sistema digestivo.[21] Entre 0,25-0,9 g de glutamina por kilo de peso bastarán,[22] preferiblemente en ayunas.

Hidratación. No parece haber grandes diferencias entre beber agua mineral, una solución de electrolitos o agua de coco.[23] Lo importante es evitar la deshidratación, antes, durante y después del ejercicio intenso para reducir los problemas digestivos y de rendimiento que provoca la hipohidratación.

PÉRDIDA	ALTERACIONES
2%	Descenso de la capacidad termorreguladora.
3%	Disminución de la resistencia al ejercicio. Calambres. Mareos. Aumento del riesgo de sufrir lipotimias. Incremento de la temperatura corporal hasta 38 grados.
4-6%	Disminución de la fuerza muscular. Contracturas. Cefaleas. Aumento de la temperatura corporal hasta 39 grados.
7-8%	Contracturas graves. Agotamiento. Parestesias. Posible fallo orgánico. Golpe de calor.
10%	Riesgo vital.

En la tabla anterior vemos qué puede suceder cuando entramos en hipohidratación según el porcentaje de agua perdida. El agua nos ayuda a regular la temperatura mientras hacemos ejercicio, entre otras cosas, y contribuye así a reducir la hiperpermeabilidad intestinal y sus consecuencias, mareos, náuseas o vómitos.

Es importante que contemos con un técnico o graduado en Ciencias del Deporte que nos asesore sobre la forma más adecuada y segura para nosotros de hacer ejercicio para alcanzar los objetivos fijados.

Ciclos circadianos

Los ritmos circadianos son los diferentes cambios físicos, hormonales y mentales que sufrimos en ciclos de veinticuatro horas. Todos los seres vivos tienen su ritmo circadiano, siendo la luz y la oscuridad los protagonistas.

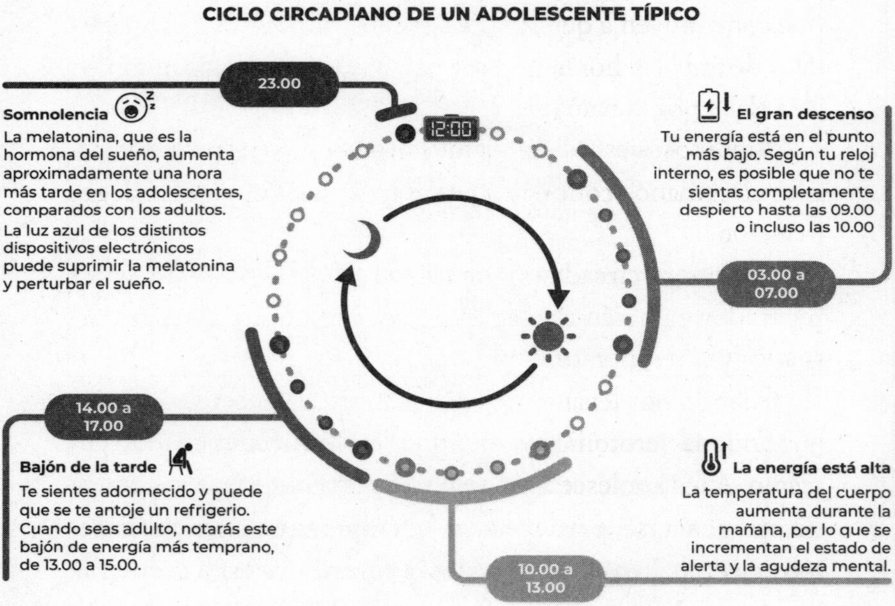

https://www.nigms.nih.gov/education/fact-sheets/PublishingImages/circadian-rhythms/circadian-cycle-spanish.pnghttps://www.nigms.nih.gov/education/fact-sheets/PublishingImages/circadian-rhythms/circadian-cycle-spanish.png

En el caso de los humanos, el reloj biológico nos ayuda a estar despiertos de día y dormir de noche, es decir, somos animales diurnos. Sin embargo, puede haber pequeñas variaciones dependiendo del ritmo hormonal. Por ejemplo, los adolescentes poseen un ritmo hormonal menos diurno, suelen estar más activos por la noche y necesitan más tiempo de descanso por la mañana; en algunos países las clases en el instituto se inician más tarde porque los adolescentes a primera hora de la mañana no están despiertos.

Nuestro cerebro es el reloj interno que se alinea con nuestro ritmo circadiano para que podamos mantener las rutinas que contribuyen a que vivamos mejor y más felices. Nos ayuda a dormir las horas necesarias y a reactivarnos cuando se alza el sol por la mañana.

Numerosos estudios[24] demuestran que no respetar los ritmos circadianos conduce a padecer depresión y neurodegeneración.

Los ritmos circadianos no solo regulan las horas de sueño reparador, también regulan nuestras hormonas, la fuerza digestiva y la temperatura corporal.

Cuando nos levantamos por la mañana, el cerebro activa la hormona serotonina para poner en marcha nuestro organismo. A los adolescentes, como hemos visto, les costará más tiempo activarse, pero también hay adultos que tienen un ritmo hormonal más lento (coloquialmente llamados «lechuzas»); este despertar condicionará nuestro apetito.

Los adolescentes no tienen apetito a primera hora, empiezan a tener hambre a media mañana, y lo mismo sucede con la capacidad de digerir alimentos. Nuestro reloj biológico nos transmite fuerza digestiva a unas horas concretas; la comida debería tener lugar entre las 12.00-13.00, y la cena, alrededor de las 19.00. Comer lejos de estas horas conlleva peores digestiones y mayor inflamación; de la misma forma, comer sin hambre también es perjudicial, forzar a un adolescente a comer a primera hora de la mañana perjudicaría su salud e incluso su capacidad intelectual durante esas primeras horas.

Esto se debe a que su organismo dispone de poca energía para sostener de forma activa el proceso de la digestión y la concentración. Si queremos que los adolescentes rindan por la mañana, mejor que entren más tarde al instituto y que no desayunen nada más levantarse; eso mejorará sin duda los resultados.

Cuando la noche se acerca y la luz disminuye, el cerebro activa la hormona de la melatonina y cesa la estimulación de serotonina, es decir, nos prepara para dormir. Por eso los dispositivos con luz o los ambientes muy alumbrados pueden confundir al cerebro, hacer que no se active la hormona de la melatonina y que, en consecuencia, nos cueste más conciliar el sueño. Y si no dormimos las horas que necesitamos, nos inflamamos y es más fácil que aparezcan problemas tales como obesidad, diabetes, depresión, trastorno bipolar y trastorno afectivo estacional.

Algunos estudios muestran claramente que nuestro reloj interno regula los procesos de inflamación y del sistema inmune. Está claro que si no respetamos nuestros ciclos biológicos será mucho más difícil poner fin a la inflamación y nuestro sistema inmune disminuirá, por lo que seremos más vulnerables a cualquier tipo de virus o infección.[25]

No puedo pasar por alto algo tan importante como la relación con las enfermedades degenerativas mentales. Cuando no respetamos nuestro reloj biológico (comiendo cuando no toca, trasnochando continuamente o comiendo sin apetito), se produce una alteración de nuestro equilibrio neuronal.

En el cerebro tenemos unas células llamadas astrocitos (células gliales) que son imprescindibles para producir suficiente energía para que las neuronas funcionen óptimamente. Si estas células se inflaman (esto sucede si no respetamos los biorritmos), no se puede producir suficiente energía para el correcto funcionamiento de las neuronas y se produce un mayor ensuciamiento del espacio entre neuronas. Esta situación es un perfecto caldo de cultivo para la aparición de enfermedades neurodegenerativas.

Microbiota inflamatoria

Hasta hace poco sabíamos muy poco sobre nuestra microbiota. Teníamos mucha información genérica y teórica, pero poco aplicable en la práctica. Hoy en día disponemos de estudios de microbiota que nos dicen cómo está compuesta y dispuesta la microbiota de cada paciente y tenemos herramientas en forma de suplementos y alimentos que pueden corregir los problemas que se detecten.

Nuestros microorganismos digestivos cambian tanto en variedad como en cantidad según el tipo de dieta que hacemos o los alimentos que comemos o dejamos de comer. Nos centraremos en dos grandes familias de estos microorganismos intestinales, los *Bacteroidetes* y los *Firmicutes*, ya que las variaciones en la proporción y la cantidad de ambos grupos tienen consecuencias para nuestra salud. La proporción de unas y otras es importante. Veamos algunos ejemplos.

En un estudio de microbiota, los valores altos del índice firmicutes/bacteroidetes indicaría una tendencia proinflamatoria y pérdida de la biodiversidad intestinal; es decir, que si aumentan mucho los firmicutes nos inflamamos y engordamos más fácilmente. Sucede si comemos muchos alimentos procesados, ultraprocesados o muy calóricos.

Pero también advertimos otra relación interesante: los valores bajos del índice bacteroides/*Prevotella* (otra bacteria habitual), es decir, la disminución de prevotella y el aumento de bacteroides, indican tendencia proinflamatoria y problemas de permeabilidad intestinal. Si como más verdura y fruta, tendré más prevotella y podré absorber mejor las grasas saludables, como las poliinsaturadas, y las proteínas de origen vegetal.

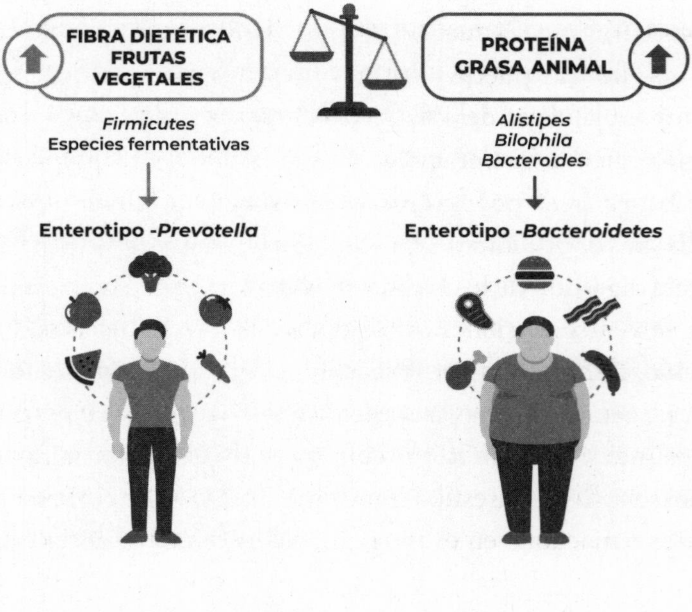

Por el contrario, si no tomo fruta ni verdura y además ingiero mucha grasa animal y carne roja, mi prevotella disminuirá y mis bacteroides aumentarán mucho, lo que incrementará el riesgo de tener problemas cardiovasculares.

Como veis, todo está interrelacionado y debe mantenerse el equilibrio entre las diferentes especies que viven en nuestro intestino. Si abuso de refinados, comida rápida o ultraprocesados, se disparan los firmicutes y disminuyen los bacteroidetes, y si no como suficientes vegetales e ingiero mucha grasa y carne roja, aumentan los bacteroidetes y disminuye la prevotella, otra vez problemas.

Otro ejemplo son las consecuencias de masticar poco y comer rápido. Por saludable que sea tu alimentación, si acostumbras a comer como si te fuesen a quitar la comida del plato o te fueras a quedar sin recreo por comer lento (es mi caso, me encantaba tener más tiempo de recreo en el colegio), el desequilibrio de la microbiota intestinal bacteriana/fúngica o de las *Arqueas* puede provocar una disbiosis que, a su vez, quizá sea la causa del desarrollo de patologías autoinmunes, neurológicas e intolerancias varias.

Esto sucede por no ensalivar lo suficiente los hidratos de carbono, lo que impide que la amilasa, responsable de la correcta digestión de los hidratos, los rompa y prepare para que lleguen en condiciones óptimas al intestino. Al llegar mal digerido, el hidrato es «devorado» por las arqueas en un proceso que genera mucha distensión y exceso de gases en el abdomen. Intenta reducir lo que comes a una papilla bien triturada y ensalivada. Si te resulta imposible, utiliza el jengibre en tus platos o macéralo en el agua que bebas durante las comidas.

Otro ejemplo es el de las dietas con poca variedad de alimentos, lo que llaman «embudo alimentario». Si desayunas siempre lo mismo y hay poca variedad de platos en comidas y cenas, se produce un déficit de algunas especies, como los *Enterococcus* y *Staphylococcus*. El resultado de este descenso es una mayor propensión a desarrollar sensibilidad alimentaria.

Esta sensibilidad puede ir desde una leve intolerancia a una alergia severa a cualquier alimento, y se ha relacionado con una respuesta insuficiente del sistema inmunitario intestinal. Una alimentación poco variada y con escaso consumo de frutas y verduras es la receta infalible para que haya deficiencia de vitaminas y polifenoles.

Y si combinamos todo lo anterior con el estrés crónico... Se produce un déficit de crecimiento de la microbiota muconutritiva (la que protege el intestino de lesiones) que, sumado a la carencia de micronutrientes derivada de una nutrición desequilibrada por la falta de variedad en lo que comemos (embudo alimentario), el abuso de procesados cárnicos (embutidos y conservas), el aumento del consumo de grasas animales y la disminución del de vegetales (verduras y frutas), nos garantiza el premio en forma de diabetes, obesidad, resistencia a la insulina o artritis reumatoide, entre muchas otras cosas.

Cuando la microbiota muconutritiva está debilitada, se recomienda realizar una dieta puntual (de unas semanas) con un aumento de la ingesta de proteína vegetal (arroz prebiótico, guisantes, legumbres, quinoa, trigo sarraceno, frutos secos remojados), fruta (plátano macho o plátano canario principalmente) y productos lácteos (sobre todo queso de cabra u oveja, cheddar, cottage, mozzarella y gouda, como quesos probióticos, y kéfir o yogur) para fortalecerla.[26, 27]

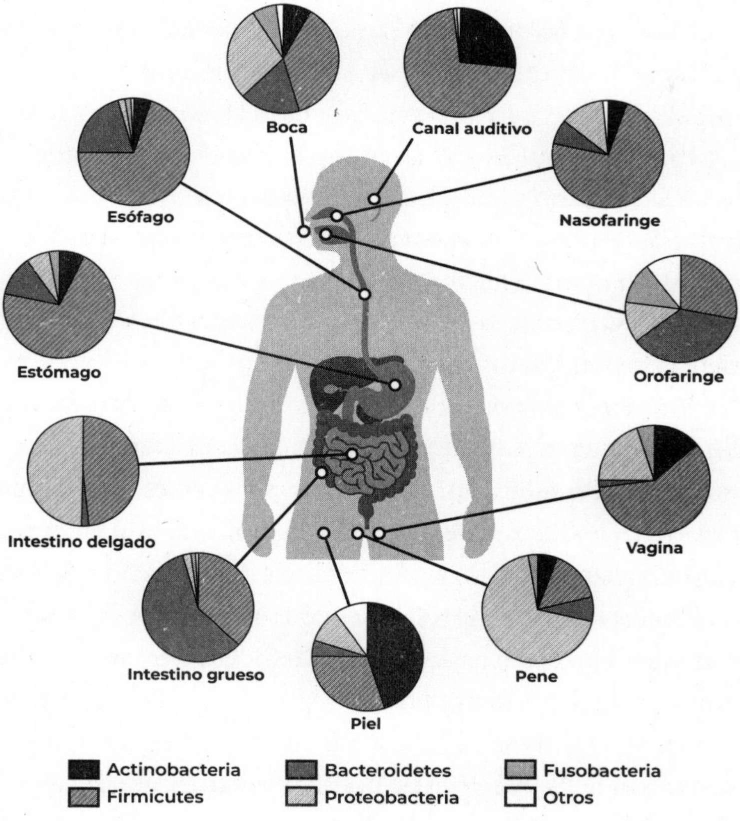

No solo tenemos microorganismos en el intestino. En realidad, somos la suma de todos los microorganismos que se reparten por nuestro cuerpo y de algunas células humanas. Si hablamos del intestino, el punto donde se da la mayor concentración de ellos, vemos que las tres familias principales que se alojan allí son los firmicutes, los bacteroidetes y las proteobacterias. Pero, como se observa en la ilustración anterior, cada zona del cuerpo tiene su combinación particular de microorganismos. En la piel, sin ir más lejos, encontramos las mismas familias que en el intestino, pero en otras proporciones. En todas las zonas descubrimos combinaciones distintas de las mismas familias de microorganismos (con algunas pequeñas excepciones: en el ombligo se encuentran microorganismos que no encontramos en ninguna otra parte del cuerpo).

En resumen, el desequilibrio de los microorganismos de cada zona acaba originando trastornos de todo tipo, desde digestivos a dermatológicos y alérgicos.

Si queremos mantener los niveles y la variedad óptimos de estos microorganismos beneficiosos, debemos suministrarles alimento para que puedan mantenerse activos, felices y, lo más importante, vivos.

Ese alimento es un nutriente esencial en nuestra dieta, la fibra, compuesta por celulosa, hemicelulosa y pectina, la matriz vegetal por excelencia. Se sabe que las dietas bajas en fibra y altas en procesados afectan a mujeres y hombres de forma diferente, y esto ha abierto un campo de estudio. Si nos fijamos en la microbiota, las mujeres tienen más bacteroidetes que los hombres. Esto explicaría por qué los efectos de tal dieta son más evidentes en los hombres, sobre todo si no practican ejercicio. Aunque la investigación todavía está en mantillas, se ha determinado que los hombres desarrollan con mayor facilidad problemas cardiovasculares e inflamatorios, mientras que las mujeres padecen más desórdenes del sistema nervioso, ansiedad y depresión.[28]

Pero definamos alimentos procesados o ultraprocesados (los *killers* de la microbiota). Existen varias clasificaciones de alimentos. El sistema NOVA los clasifica según su grado de procesamiento y corresponde a:

1. Alimentos de origen animal o vegetal (frutas, verduras, huevos, leche, carne, etc.), consumidos frescos o poco procesados sin la adición de sal, azúcar, aceites, grasas o aditivos artificiales.

2. Sustancias extraídas de alimentos no transformados (del grupo 1) que se procesan utilizando ingredientes culinarios (sal, aceite, azúcar, etc.).
3. Alimentos procesados elaborados mediante la adición de ingredientes culinarios procesados a alimentos mínimamente procesados (como frutas en almíbar o queso).
4. Ultraprocesados, que se definen como formulaciones industriales de sustancias derivadas de alimentos (aceites, grasas, azúcares, almidón modificado, aislados de proteína) que incluyen poca o ninguna comida integral y a menudo aderezados con saborizantes, colorantes, emulsionantes y otros aditivos cosméticos (por ejemplo, bocadillos dulces y salados empaquetados, bocadillos y caramelos de chocolate, bollería, galletas y pastelería industriales, cereales de desayuno, productos listos para calentar o prefritos, sopas instantáneas, pizzas industriales, salchichas o hamburguesas).

Cuando comemos alimentos procesados, tan típicos de la dieta moderna occidental, la microbiota del intestino cambia: pasamos de la eubiosis, un estado de equilibrio microbiano, a la disbiosis, un estado no saludable de desequilibrio microbiano.

Los cambios que sufren el intestino y su flora con la disbiosis están relacionados con la producción de sustancias que derivan de los seudoalimentos o comida basura que ingerimos. Entre ellas figuran aminas, poliamidas, sulfuro de hidrógeno o metilfenol, todas promotoras de trastornos digestivos y otros problemas de salud.

Alimentos procesados/ultraprocesados, *killers* de la microbiota
• Aislados de proteína, batidos para deportistas. • Bocadillos dulces y salados empaquetados (los típicos de máquina de hospital o aeropuerto). • Bocadillos y caramelos de chocolate. • Bollería industrial de todo tipo. • Cereales de desayuno. • Productos listos para calentar o prefritos, sopas instantáneas, pizzas industriales, salchichas o hamburguesas. • Refrescos o alcohol. • Snacks industriales (patatas fritas, nachos, chips en general). • Salsas industriales (mayonesa, kétchup, bechamel…).

La dieta que elijas tendrá un impacto en tu microbiota que debes tener en cuenta. Las diferencias entre llevar una dieta mediterránea, cetogénica o basada en vegetales, que mantiene la microbiota equilibrada (*eubiotic microbiota*), y llevar una dieta basada en la proteína animal, el exceso de grasas y la ausencia de vegetales o una dieta moderna occidental llena de procesados y ultraprocesados, que desequilibra la microbiota, son claras.

Mientras que en las dietas basadas en vegetales se producen sustancias beneficiosas, como ácidos grasos de cadena corta (SCFAS), neurotransmisores (GABA), vitaminas, polifenoles o indol, en la dieta occidental o basada en proteína animal sin vegetales se producen sustancias perjudiciales, como aminas, poliaminas, sulfuro de hidrógeno o metilfenoles.

Obesidad

Es la pandemia mundial más común y menos atendida que existe. La obesidad mata más personas al año que el coronavirus o el hambre, cuatro millones de personas. En España, uno de cada cuatro hombres y una de cada cinco mujeres mueren por esta enfermedad, y según datos de la Federación Mundial de la Obesidad, su impacto económico directo se estima en tres mil millones de euros anuales.

Pero la relación de la obesidad con la inflamación se ha descubierto hace relativamente poco, y este descubrimiento ha cambiado el modo oficial de referirse a la enfermedad en el ámbito médico. Los profesionales de la endocrinología proponen denominarla «enfermedad crónica basada en la adiposidad», y el cambio de nombre no responde a un capricho, sino a la necesidad de entender mejor lo que supone padecer obesidad para abordarla de manera más eficaz.

¿Por qué estamos obes@s?

Para poder vencer al enemigo hay que conocerlo: si no conocemos las causas de la obesidad, no podemos combatirla. Empoderarse contra ella significa saber por dónde puede venir.

Las causas de la obesidad quedan claras en el gráfico siguiente: dieta incorrecta, factores geográficos, poca actividad física, mercadotecnia, industria alimentaria, factores socioeconómicos, medios de comunicación, factores biológicos, factores familiares y sociales y factores psicológicos.

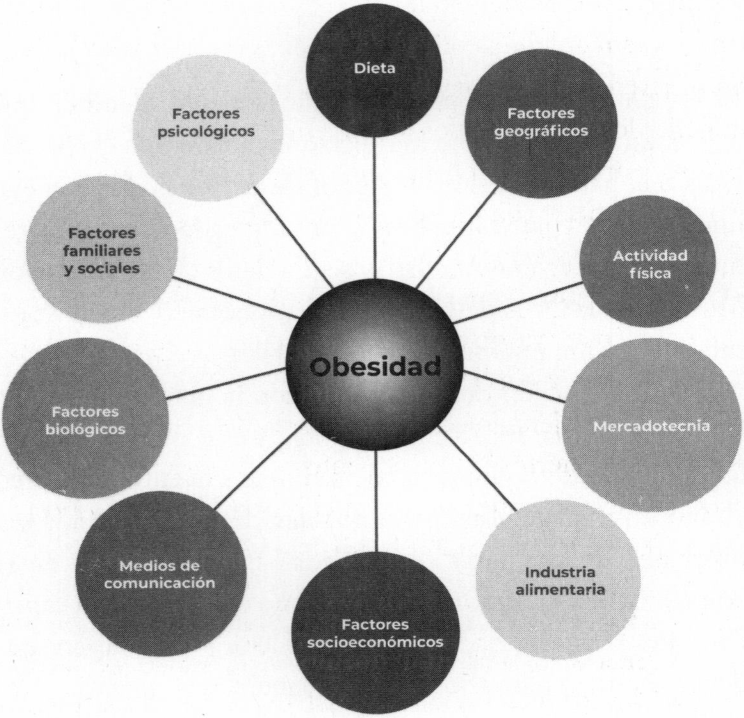

Si no planificas tu dieta ni te asesoras adecuadamente, es muy probable que los alimentos más calóricos o más ricos en hidratos de carbono acaben dominando tu dieta y termines con un «superávit calórico», es decir, ingiriendo más calorías de las necesarias. De ahí a la obesidad solo hay un paso.

Los factores geográficos determinan el tipo de alimentos a los que tienes acceso. Por ejemplo, en zonas muy frías o en algunas islas volcánicas poco soleadas la imposibilidad de cultivar verduras condicionará mucho tu dieta.

En cuanto a la actividad física, la versión actual de la humanidad es de las menos ejercitadas de toda la historia. Nuestros ancestros del Paleolítico estaban más fuertes y practicaban ejercicio habitualmente. Por poner un ejemplo, las mujeres, los ancianos y los niños caminaban más de cinco kilómetros diarios, en muchas ocasiones llevando a cuestas pesos importantes (comida recolectada, enseres o bebés).

La mercadotecnia, o lo que es lo mismo, el cinismo de los equipos de ventas y marketing, favorece que las personas se alimenten mal, ya que utiliza argumentos engañosos para tranquilizarlas y hacerles creer que lo están haciendo bien. Pondré como ejemplo este comunicado de prensa que los fabricantes de ciertos seudoalimentos y refrescos publicaron para justificarse y que contó con el respaldo de la desprestigiada OMS (Organización Mundial de la Salud):

> Las causas de la obesidad son múltiples: influye la dieta, el sedentarismo, la falta de actividad física, factores genéticos o la falta de educación nutricional. Diversos estudios científicos e instituciones como la Organización Mundial de la Salud y la Comisión Europea coinciden en que su origen no puede atribuirse al consumo de un determinado alimento o bebida, puesto que no existen alimentos «buenos» ni «malos» en sí mismos. Lo que sí ha quedado demostrado es que está provocada directamente por un desequilibrio energético, es decir, consumir más calorías que las que gasta el organismo.

Así, haciéndole creer al consumidor que no hay alimentos malos, que por tomar un solo refresco o seudoalimento no pasa nada, consiguen colar sus productos en la dieta de la población. Vienen a decirnos: «Tranquilo, puedes comer salsas, procesados y refrescos, y tu salud no se resentirá. Tendrás un nivel ideal de grasa corporal y mantendrás la inflamación a raya».

Por desgracia, la mercadotecnia de las empresas y la doble moral de los organismos sanitarios nacionales e internacionales, que deberían actuar con neutralidad y objetividad, cuentan con la ingenuidad de la población, que les cree, y con su escaso criterio a la hora de elegir con qué llenan sus despensas o neveras.

La gran responsable del tándem anterior es la todopoderosa industria alimentaria, que, año tras año, incrementa sus beneficios a costa de vender productos cada vez más sabrosos, apetecibles y baratos. Cada uno de sus éxitos significa el fracaso de los profesionales de la salud y un retroceso de la salud en general. Si además de baratos y sabrosos son sencillos y rápidos de preparar, su éxito está asegurado. Ocurre como con las drogas: es fácil caer en sus tentáculos, porque empiezas diciendo aquello de que por un día no pasa nada y acabas comiendo mal todos los días casi sin darte cuenta.

Este abaratamiento de los seudoalimentos tiene un impacto directo en las personas con menos recursos económicos, que, como es lógico, se decantan por ellos. Eso explica la prevalencia de la obesidad entre las clases más humildes en contraste con aquellas con más poder adquisitivo.

Los medios de comunicación no siempre han contrastado la información que difunden y a cambio de dinero han permitido que las grandes marcas de la industria alimentaria presenten productos poco saludables en horarios y espacios inadecuados. Tenemos, por ejemplo, los anuncios de galletas procesadas, refrescos y cadenas de comida rápida en programas y eventos deportivos infantiles, o la emisión de anuncios de productos obesogénicos en horario infantil, cuando la obesidad y el sobrepeso en este sector de la población ha alcanzado cifras estratosféricas en países en los que este problema había sido residual hasta no hace mucho.

Los factores biológicos son heredados y, por tanto, no tenemos mucho margen para modificarlos, pero incluso con una predisposición genética a tener sobrepeso, los hábitos de vida pueden dejar en anécdota estos factores biológicos.

No olvidemos que tenemos también una herencia epigenética a la que muchas veces somos ajenos; es decir, repetimos maneras de hacer, maneras de cocinar y, en definitiva, maneras de comer. Estos hábitos no siempre son positivos, ya que nuestros padres o abuelos no disponían de la información que hoy tenemos y, por otro lado, su modo de vida probablemente era distinto del nuestro, menos estresante y menos contaminado. De igual modo, la sociedad también nos condiciona. Tenemos el ejemplo de Gran Bretaña, donde no se enseña a cocinar, existe cultura de comer fuera en poco tiempo y la variedad de comida preparada es inimaginable, además de que se acepta como normal la obesidad o el sobrepeso. Por tanto, si vives en ese país, es lógico que integres esa normalidad y acabes reproduciendo sus errores.

Por último, aunque en realidad ocupa un lugar prioritario entre las causas actuales de la obesidad, tenemos el malestar psicológico. Es relativamente habitual sufrir ansiedad de forma intermitente o crónica y tratar de compensar el sufrimiento con la comida. Incluso sin llegar a sufrirla, utilizamos determinados alimentos para lidiar con las emociones negativas. Y cuando recurrimos a este método para mejorar nuestro estado de ánimo no elegimos alimentos saludables, sino muy calóricos y poco nutritivos o atiborrados de azúcar, para que la dopamina que se segrega al ingerirlos nos quite el «mal rollo».

Pero la realidad es que eso es pan para hoy y hambre para mañana, porque cada vez necesitaremos más calorías o azúcar para conseguir el bienestar que proporciona la dopamina, lo que irremediablemente nos conducirá a la obesidad. Evitar utilizar la comida como solución a los problemas es vital para no acumular grasa, más grasa y todavía más grasa corporal.

Pero ¡no toda nuestra grasa es igual!

En nuestro organismo cohabitan dos tipos de grasa muy distintos: la grasa parda o marrón y la grasa blanca. La grasa parda o marrón es la que predomina cuando somos niños y nos proporciona mayor poder antioxidante además de aumentar nuestro gasto calórico de base (metabolismo basal). La grasa blanca nos aísla del frío y nos sirve de reserva en situaciones de falta de alimento. También segrega adipocinas, hormonas de varios tipos, entre las que se encuentran las hormonas de la saciedad o de regulación del apetito.[29]

Pero la principal diferencia entre la grasa blanca y la grasa parda es lo que le cuesta mantenerlas a nuestro organismo. Mientras que mantener la grasa blanca no supone ningún gasto de calorías, la grasa marrón sí tiene un coste energético. Esto se explica porque la grasa parda es una gran reserva de mitocondrias, que generan energía y calor, pero para generarlos consumen calorías.

Esto se entiende fácilmente cuando nos fijamos en los niños. Siempre tienen calor, y a menudo oímos a las mamás o las abuelas (los papás suelen ser menos frioleros) llamándolos para que se pongan el abrigo porque «hace frío». Ellos nunca se abrigarían como los adultos. Esto se debe a que los «peques» tienen mucha más grasa parda que los adultos, y eso los protege del frío aunque estén delgados.

Es un error abrigar a los niños según las sensaciones de los adultos, pues dejar de percibir frío o ir sobreabrigados de forma continua reduce los niveles de grasa marrón. Si queremos mantener la grasa marrón y, por tanto, estar más protegidos contra la obesidad, debemos exponernos al frío moderado con regularidad sin pensar en que acabaremos resfriados.

Pero la grasa marrón no solo nos protege del sobrepeso, sino que también reduce la resistencia a la insulina, mejora la captación de glucosa y activa transportadores (GLUT-1, GLUT-4) para captar más energía muscular o mejorar alteraciones del colesterol o enfermedades como la diabetes tipo 2.[30]

Pero ¿en qué consiste pasar frío?

No se trata de pasar frío hasta enfermar o hasta tiritar; ese tipo de frío no nos interesa. Existen varios estudios que nos dan una idea de cómo hacerlo.[31]

Opción 1. Una hora a 14 °C en manga corta o mientras nos estamos preparando el desayuno y arreglando para ir a estudiar o trabajar (abusamos de la calefacción y de la ropa de abrigo a primera hora) sería suficiente para optimizar el uso de la glucosa en sangre. Muy útil para personas que gestionan mal la glucosa, como los obesos o los diabéticos.

Opción 2. Cinco horas a 18 °C tanto en hombres obesos como con peso normal potencian la captación y el uso de grasas y ácidos grasos de cadena larga, lo que mejora los perfiles dietéticos y, por tanto, la tolerancia y abundancia de alimentos grasos.

Opción 3. Diez días seguidos pasando frío en algún momento del día, durante dos horas, entre 16-18 °C. También produciría una mejor gestión de la glucosa.

Si queremos beneficiarnos de la terapia del frío para mejorar nuestra salud metabólica, solo tenemos que reconducir nuestra relación con el frío. En vez de verlo como algo desagradable y negativo que nos enferma, afrontémoslo como una oportunidad de mejorar nuestra salud mediante la adecuada modificación de la proporción de nuestras distintas grasas, lo que reducirá problemas como la inflamación. Relacionarnos a diario con el frío durante unos días de forma intermitente puede ser útil. No hace falta hacer baños finlandeses o nórdicos ni subir una montaña en invierno en pantalón corto. Basta con acabar las duchas con agua fría (al menos en las piernas durante un par de minutos), abrigarse poco al levantarse y mientras preparamos el desayuno o pasar un poco de fresco cuando tomamos algo en una terraza para mejorar nuestra salud general.

El aceite de oliva nos ayuda a generar grasa parda

El consumo de aceite de oliva virgen (prensado en frío) en crudo aporta a nuestro organismo un valioso ácido, el oleico, que la microbiota de nuestro intestino transforma en oleiletanolamida, una hormona que da sensación de saciedad y facilita la producción de grasa parda. Al aumentar nuestra cantidad de grasa parda, generaremos más calor y activaremos nuestro metabolismo, lo que controlará el aumento de peso, es decir, será más difícil que engordemos.

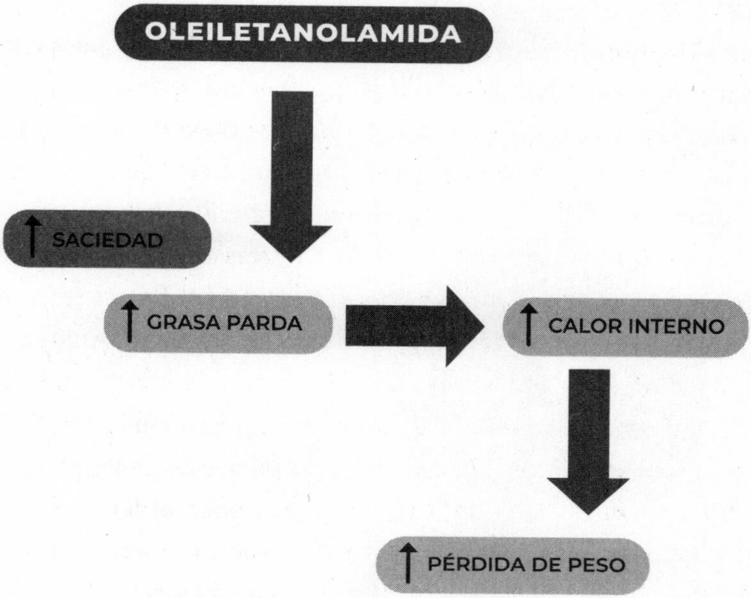

Circuito de las grasas como el aceite de oliva, la oleiletanolamida que contiene este oro líquido y la pérdida de peso. Extraído de *Grasas buenas*.[32] También sucede con el aceite de coco, el *ghee*, la mantequilla clarificada o la yema de huevo, entre otros.

La obesidad genera una microbiota con diferencias peligrosas

Analizar las diferencias de microbiota entre población con normopeso y obesa puede ser útil para comprender qué hacer para evitar la obesidad. Pero veamos si las hay.

En este gráfico se pueden ver las proporciones de los microorganismos que se encuentran en el sistema digestivo de los delgados (izquierda) y de los obesos (derecha).

El análisis del gráfico nos permite observar que hay poca diferencia en la proporción de firmicutes, mientras que la diferencia de bacteroidetes es notable. En los obesos hay un 12 % menos. Los valores bajos de bacteroidetes indican tendencia proinflamatoria y pérdida de la biodiversidad intestinal. Los bacteroidetes compiten ferozmente con otras especies, incluidas las que no interesan a nuestro intestino, y se

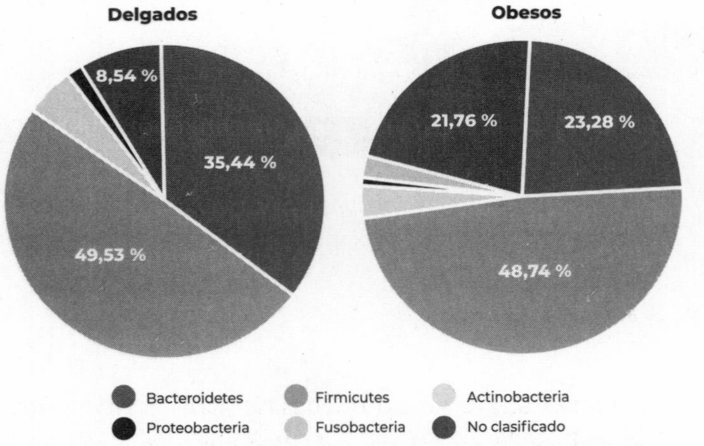

https://elrincondelcalmecac.files.wordpress.com/2019/04/fig.-3.-relacic3b3n-entre-microbiota-gastrointestinal-y-el-estado-fc3adsico-en-seres-humanos.png

caracterizan por su flexibilidad nutricional (nos ayudan a gestionar bien las excepciones dietéticas, por ejemplo). También nos protegen de desequilibrios cuando perdemos la salud o nuestro intestino sufre estrés o agresiones puntuales (infecciones o comidas no adecuadas).

Otra diferencia relevante es la observada en la familia de las fusobacterias, apenas existentes en la microbiota de los delgados, pero de notable presencia en la de los obesos. No está claro qué fue antes, el huevo o la gallina, es decir, si aparecen con la obesidad o la propician, pero la relación es evidente. Y lo más llamativo es que esta misma relación se da en el cáncer colorrectal.

La hipótesis[33] que se plantea es la relación entre la obesidad y la probabilidad de padecer cáncer colorrectal, ya que en ambos casos aparece el mismo aumento de las fusobacterias, lo que sugiere que quizá sean bacterias que propicien la inflamación y la mutagénesis o producción de tumores. Es decir:

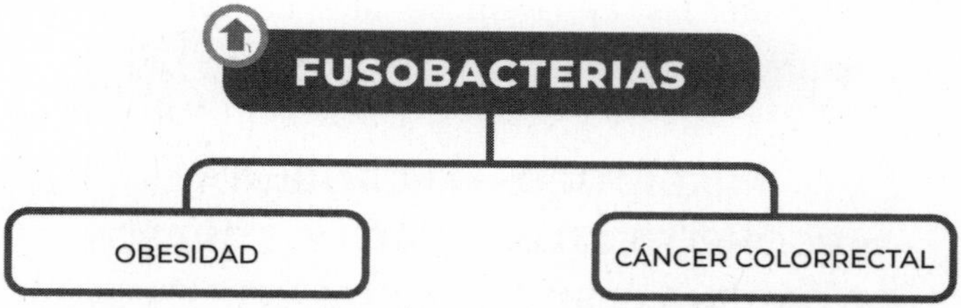

Micronutrientes clave

Para mantener a raya los problemas de salud podemos incluir en nuestra dieta pequeñas dosis de nutrientes que, consumidos con regularidad, tendrán un efecto muy positivo. Si consideramos el sistema digestivo y la microbiota como los principales actores a la hora de regular el sistema inmunitario y la salud, veamos qué nutrientes o micronutrientes pueden favorecernos.

Fibra prebiótica

Podemos decir que es el pasto de la microbiota. Es lo que sustenta a nuestros amigos comensales intestinales. Sin la fibra prebiótica[34] no pueden vivir de forma saludable y equilibrada, y es entonces cuando será más fácil que nos pongamos enfermos o perdamos calidad de vida. Este tipo de fibra no te sentará bien si sufres SIBO, síndrome de intestino irritable o algún tipo de dispepsia.

La microbiota mucoprotectora es básica para que la pared intestinal no se dañe y pueda hospedar a nuestros amigos bacterianos, que, a su vez, producirán ácidos de cadena corta que alimentarán a las células intestinales, completando así un circuito imprescindible:

PREBIÓTICO → MICROBIOTA MUCOPROTECTORA → ÁCIDOS GRASOS DE CADENA CORTA → SALUD INTESTINAL

Alimentos estrella

Plátano macho o plátano canario verde o poco maduro. Ayudan a proteger nuestra mucosa alimentando a microorganismos como la *Akkermansia muciniphila,* aunque sus efectos en el intestino son distintos según su grado de maduración. Cuanto más verdes mejor alimento para nuestras bacterias y menos azúcar en sangre para nosotros. Por el contrario, más maduro no será tan beneficioso para la microbiota, pero nos dará más energía en forma de azúcar que entrará como un cohete en nuestra sangre. Por esta razón suele recomendarse en los episodios de gastroenteritis (diarrea), ya que el paciente necesita nutrirse y recuperar energía.

Ambas variedades poco maduras son grandes productoras del moco intestinal del colon, ya que al alimentar a las bacterias que protegen la mucosa, contribuyen a reducir la permeabilidad intestinal y la inflamación.[35,36]

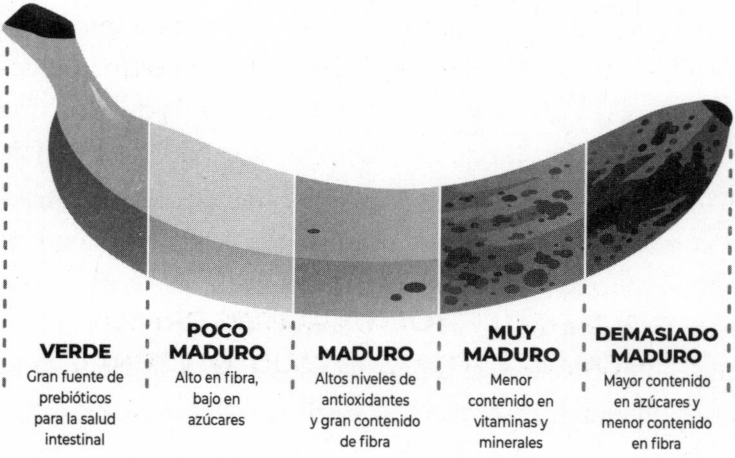

https://www.highperformancenutrition.com.au/

Patata. El almidón de este alimento (también el de otros tubérculos, como el boniato) alimenta a la *Akkermansia* (fundamental para tener una buena mucosa protectora intestinal) y a otros microorganismos, como el *F. Prausnitzii* (productor del butirato, energía para los enterocitos), pero para aprovecharlo mejor hay que enfriarlo en la nevera después de cocinado antes de comerlo. Así se transforma en el llamado almidón resistente, que es el que producirá los efectos deseados.

Alimentos con almidón resistente

- **Tubérculos:** boniato, patata, yuca, nabo, apio-nabo...
- **Cereales sin gluten:** arroz, teff (los escogemos sin gluten por su menor capacidad inflamatoria).
- **Seudocereales:** quinoa, trigo sarraceno o alforfón.
- **Legumbres.**
- **Plátano macho y canario verdes.**

Su contenido de almidón resistente mejora al enfriarlos en la nevera después de cocinados (con los plátanos no es necesario).

Tal como se aprecia en el gráfico siguiente, los beneficios de comer almidón resistente van más allá de generar salud intestinal y efecto antiinflamatorio: aumenta la sensación de saciedad, ayuda a regular el peso y la composición corporal y regula el metabolismo de la glucosa y los lípidos, lo que reduce la posibilidad de tener niveles de azúcar y colesterol elevados.

Polifenoles. Si pensamos en nuestros invitados y amigos intestinales, estamos obligados a hablar de estos micronutrientes, ya que mantienen un idilio incondicional con nuestra microbiota.[37]

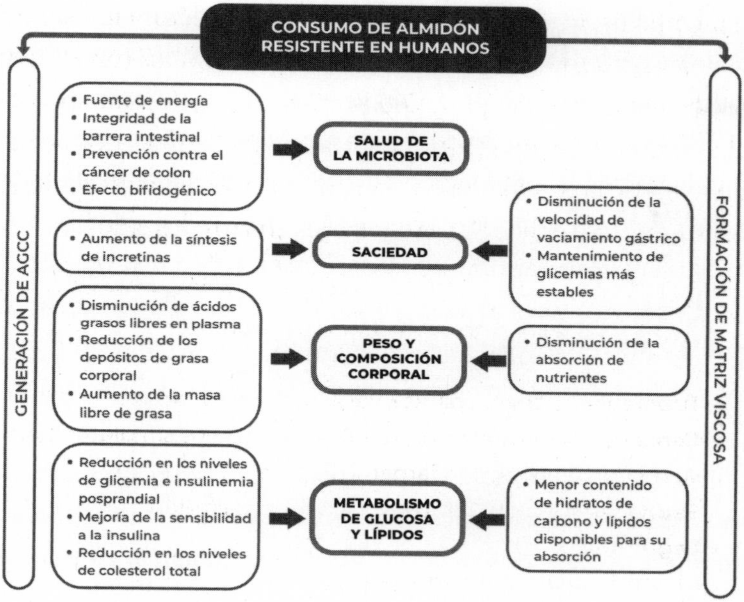

Los polifenoles ponen la nota de color en los alimentos. En la variedad está la clave del éxito: una dieta poco colorida es una dieta con pocos polifenoles.

Los polifenoles de la granada (rojo) y el arándano (azul) o las procianidinas de la uva y la manzana nutren a la *Akkermansia*, una bacteria intestinal fundamental para mantener el intestino sano y activo.

Principales polifenoles y alimentos que los contienen
• **Isoflavonas:** soja • **Flavononas:** mandarina y naranja • **Flavonoles:** cacao, uva, té, manzana, cebolla y pera • **Antocianinas:** grosellas, arándanos y frambuesas

Para aprovechar los beneficios de los polifenoles dependemos de que la microbiota nos ayude a digerirlos para que pasen a la sangre en una forma que podamos reconocer.

Los polifenoles desempeñan un papel importante en la regulación de la inflamación en general y de la inflamación de bajo grado en concreto. Tienen tres funciones principales: antiinflamatoria, antibiótica y desintoxicante a nivel celular.

Los polifenoles ayudan en los procesos inflamatorios interviniendo en los sistemas enzimáticos y de señalización que avivan la inflamación ya sea activando células del sistema inmune o produciendo citocinas inflamatorias.

Además de modular la producción de células inflamatorias, reducen los radicales libres en nuestro organismo. Si generamos demasiados radicales libres, nos inflamamos y envejecemos más de la cuenta.

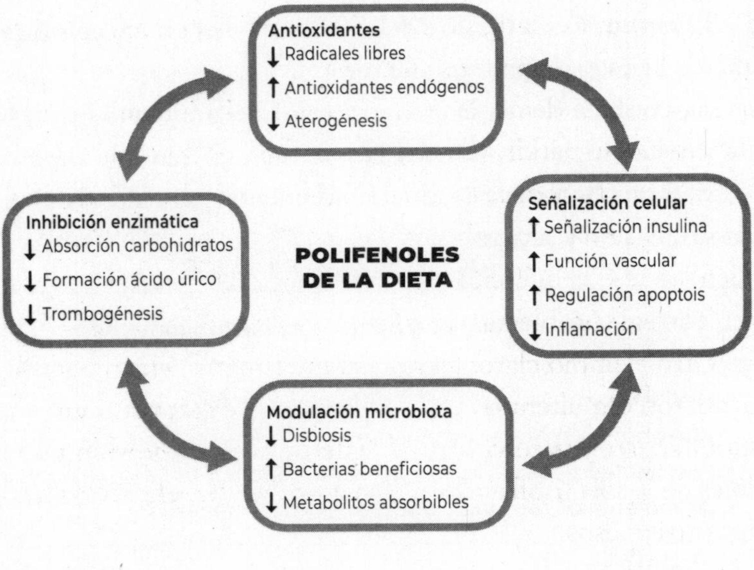

Los polifenoles en la dieta no solo reducen la inflamación, sino también el ácido úrico y la absorción de demasiados carbohidratos (principal causa de la obesidad) y la posibilidad de sufrir trombos o ateromas. Aumenta la producción de antioxidantes endógenos, lo que nos ayudará a envejecer bien, mejora la gestión de la insulina impidiendo que desarrollemos diabetes, dificulta que se produzca la disbiosis intestinal y se nos hinche la tripa cada vez que comemos, favorecen la creación en el intestino de un medio en el que las bacterias beneficiosas estén a gusto, lo que facilitará que produzcan más nutrientes aprovechables para nuestro organismo.

Por ejemplo, comer frutas, verduras, cacao y té verde aseguran suficientes polifenoles para prevenir el accidente cardiovascular. Tres tazas de té pueden reducir el riesgo de sufrir un accidente cardiovascular un 11 %.

El consumo diario de estos alimentos puede reducir a la mitad el riesgo de padecer alguna enfermedad neurodegenerativa, como la demencia precoz, o retrasar la aparición del alzhéimer o el párkinson.

El resveratrol de la uva reduce la inflamación del hígado y la rutina de las alcaparras o las aceitunas la del páncreas, mientras que la quercitina de la cebolla o las manzanas pueden corregir problemas de inflamación renal.[38, 39]

Otro ejemplo claro: cuando el intestino está inflamado y la microbiota alterada, no podemos aprovechar la función antiinflamatoria y reconstructora del tejido óseo de los polifenoles de la soja (isoflavonas y lignanos), tan beneficiosos para nuestros huesos.

ISOFLAVONAS / LIGNANOS DE LA SOJA

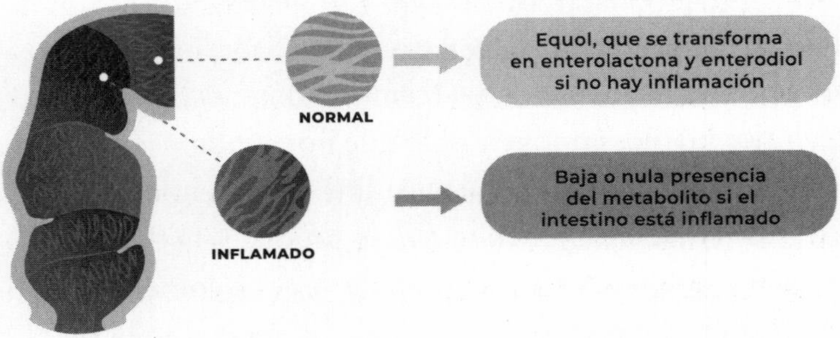
NORMAL
Equol, que se transforma en enterolactona y enterodiol si no hay inflamación
INFLAMADO
Baja o nula presencia del metabolito si el intestino está inflamado

Por esta razón es importante priorizar la fruta y la verdura en la dieta para evitar la inflamación intestinal.

- Vegetales de color verde por su clorofila: coles, espinacas, acelgas, rúcula, canónigos.
- Vegetales de color naranja: zanahoria, calabaza o frutas como las naranjas y las mandarinas.
- Vegetales de color lila: zanahoria antigua, col lombarda, brócoli morado o frutas como los arándanos o las ciruelas moradas.
- Frutos rojos: frambuesas, fresas, fresones o grosellas.
- Vegetales de color blanco: cebolla, ajo o nabo o frutas como el plátano, la manzana o la pera.

Las técnicas culinarias pueden disminuir los polifenoles

El modo en que cocinamos los alimentos puede destruir los polifenoles que contienen. Por ejemplo, la quercitina de la cebolla disminuye un 80 % cuando la hervimos, un 65 % si la cocinamos en el microondas y un 30 % al freírla.

Pero no todos los polifenoles son iguales; los betacarotenos del brócoli, la zanahoria y el calabacín aguantan bien la cocción.

En cualquier caso, mejor asegurarnos de consumir una parte de estos alimentos crudos para aprovechar al máximo estos excelentes micronutrientes, los polifenoles.

Procesados dañinos

Como ya hemos visto en el apartado sobre la microbiota inflamatoria, los procesados alteran nuestra microbiota y la transforman en microbiota proinflamatoria.

Veamos cómo clasificamos los alimentos según su grado de procesado:

- **Alimentos sin procesar o mínimamente procesados.** Cereales, frutas, verduras, frutos secos, carnes, pescados, especias, huevos o leche.
- **Alimentos procesados.** Suelen ser alimentos que llevan mezclas de los anteriores y no son necesariamente malos para la salud, todo depende de la calidad de sus ingredientes. Pan, tofu, conservas de pescado, legumbres cocinadas... Este tipo de alimentos puede confundirnos según cuánto se parezcan a lo que prepararíamos en casa y el tipo de ingredientes utilizados.
- **Alimentos ultraprocesados.** Este tipo de alimentos es-

tán muy manipulados, tanto que parecen una cosa y son otra. Por ejemplo, las patatas chips parecen patata cortada y frita como lo haríamos en casa, cuando en realidad se elaboran a partir de una masa de pasta de patata y saborizantes frita en grasas hidrogenadas o parcialmente hidrogenadas (grasas malas). Otros ejemplos son las sopas preparadas, los nuggets de pollo, los refrescos, dulces, helados, perritos calientes o precocinados, entre otros.

En resumen, los procesados son aquellos alimentos a los que los fabricantes añaden azúcares, conservantes químicos, grasas o sabores.

Los procesados son adictivos y tóxicos

Son exactamente lo mismo que cualquier droga que causa dependencia, solo que disfrazados con la piel de cordero ante la sociedad. Las madres y las abuelas, los padres y los abuelos ni se imaginan siquiera el riesgo que corren sus «peques» cuando les compran algún alimento ultraprocesado. ¡Cómo podrían sospechar nada, si se venden con total normalidad en los establecimientos de comida! Ignoran que esos seudoalimentos actúan en el organismo igual que cualquier droga ilegal.

Seguro que ningún padre o abuelo o madre o abuela compraría de tanto en tanto alguna droga ilegal a sus hij@s o niet@s, ¿verdad?

Las enfermedades no transmisibles (es decir, las que no se

contagian de persona a persona) representan el 75 % del gasto sanitario mundial[40] y continúa aumentando. Y debe quedar claro que no hace falta estar obeso para padecer una enfermedad no transmisible ocasionada o provocada por los ultraprocesados.

Adictivos

El abuso del azúcar en las fórmulas industriales es escandaloso y da igual que se pretenda disimular con sus homólogos igual de poco saludables: fructosas, melazas, siropes, ágaves o jarabes de glucosa. Estos endulzantes producen cierto bienestar porque cuando se ingieren aumentan nuestro nivel de dopamina (la hormona de la felicidad) y la industria lo sabe y lo utiliza para su provecho.

Según los estudios,[41] el abuso de fructosa añadida es más dañino pues se metaboliza produciendo grasa en el hígado (hígado graso), niveles altos de insulina en ayunas, triglicéridos elevados, desarrollo de síndrome de abstinencia y umbral de tolerancia elevado, además de que no suprime la hormona del hambre. Por estas razones podemos afirmar que la fructosa es la responsable de los principales desequilibrios que se producen cuando se consumen ultraprocesados.

La industria tiene cuatro aliados para conseguir adictos a sus productos: cafeína, azúcar, sal y grasa. Los utiliza para que el grado de satisfacción y de adicción sean elevados. Así, elabora galletas, postres, pizzas, pasta precocinada o patatas chips que tienen la combinación perfecta para seducir a nuestro paladar y nuestro cerebro.

Estos alimentos contienen grasa, carbohidratos y azúcar, una mezcla ya de por sí adictiva, pero si además añadimos sal, el éxito está servido. Por eso cada vez hay más consumidores de alimentos ultraprocesados a pesar de las advertencias de médicos y nutricionistas sobre su peligrosidad.

La cafeína es un caso aparte. Para la industria alimentaria carece de interés, pues no puede utilizarla tan liberalmente en sus inventos. Los niños no la consumen y eso les haría perder ventas en ese sector. Pero la repostería que mezcla los cuatro ingredientes sí tiene éxito entre los adultos, que se enganchan a postres, helados o repostería con sabor a café o elaborados con café además de la grasa, el azúcar y la sal.

Pero ya la industria alimentaria está trabajando para mejorar la aceptación del sabor entre los más jóvenes y elabora productos para ellos con sabor a café pero sin cafeína, y ya empiezan a recoger el fruto de sus esfuerzos, pues cada vez hay más consumidores jóvenes que eligen productos con sabor a café. Por otro lado, muchos adultos no dan importancia a que sus hijos beban refrescos que sí contienen cafeína.

La industria se justifica con el pobre argumento de que todo está en las cantidades, de que se puede comer de todo en una dieta equilibrada; pero ese argumento deja la cantidad que se consume a criterio del consumidor, sabedores de que, una vez enganchado, el consumidor irá aumentando el consumo sin darse cuenta y sin poder evitarlo.

Otra estrategia de la industria consiste en infravalorar los informes (anecdóticos pero relevantes) que revelan que los niños adictos al azúcar muestran los mismos síntomas cuando se les corta el suministro que los drogadictos cuando dejan de consumir opiáceos. La industria considera que son casos puntuales.

Y, en cuanto a los estudios en roedores que demuestran respuestas compatibles con el síndrome de abstinencia cuando se les retira el azúcar al que se los ha acostumbrado, como irritabilidad, depresión, antojos o atracones, argumentan que no pueden tenerse en cuenta, ya que los humanos no son roedores y no tienen por qué experimentar el tal síndrome de abstinencia.

¡Me recuerda tanto a los argumentos de las tabacaleras cuando trataban de desmentir los efectos dañinos que producía en los fumadores!

Tóxicos

Para acabar, los estudios[42] han confirmado que el azúcar (y la fracción de fructosa) es tóxico, independientemente del peso de la persona. Ya peses 20 kg o 100 kg, cuando ingieres una sola cucharada de azúcar te dañas el hígado y el intestino.

Cuando se retira el azúcar y se mantienen las mismas calorías en los niños del estudio, se aprecian mejoras en solo diez días.

- Reducción de la presión arterial.
- Reducción de los triglicéridos.
- Reducción del colesterol malo.
- Reducción de los niveles de glucosa.
- Reducción de los niveles de insulina en ayunas.
- Reducción de un 22 % de la grasa del hígado.

No hay más preguntas señoría.

Las bebidas azucaradas matan cada año a 184.000 personas en el mundo. Mientras nuestros gobiernos no adopten las medidas restrictivas que se han aplicado al alcohol y el tabaco, seguiremos viendo el empeoramiento de la calidad de vida y las muertes prematuras provocadas por el consumo de azúcar y ultraprocesados.

Omega-3 *versus* omega-6

Es imprescindible revisar cómo se alimentaba nuestra especie durante el Paleolítico superior, la época en la que más evolucionó y mejor se adaptó. A lo largo de dicho periodo se produjeron grandes cambios climáticos que provocaron desplazamientos de los animales que cazaban y de las plantas que recolectaban, y eso se tradujo en el traslado de poblados y campamentos. Si la montaña no iba a Mahoma, Mahoma tendría que ir a la montaña, como dice el refrán. Eran momentos en los que el *Homo sapiens* había desplazado al neandertal y las posibilidades de sobrevivir como especie dependían de su capacidad para adaptarse al medio.

En la península ibérica, por ejemplo, se trasladaron a zonas costeras, más atemperadas, donde abundaban las cuevas donde vivir y las aguas ricas en peces, moluscos y crustáceos que proporcionaban una buena comida.[43] Empezaron a cazar de forma más especializada y menos oportunista, aumentaron el consumo de vegetales y aprovecharon al máximo los recursos marinos y fluviales.

Paralelamente, empezaron a procesar y conservar los alimentos, como muestra el hallazgo de instrumentos óseos vinculados a estas actividades. Aunque seguían abasteciéndose de la caza de animales terrestres, como caballos, bóvidos, ciervos, cabras o rebecos, encontraron en los moluscos y en los animales que quedaban varados en la costa una importante y rica fuente de nutrientes.

De entre sus fuentes alimentarias más valoradas, los delfines, las focas y las ballenas se convirtieron en preciadas capturas, ya que les proporcionaban una gran cantidad de energía por su contenido graso. También en el caso de otros animales se apreciaban mucho las vísceras por la misma razón.

En la actualidad, hacemos lo contrario de lo que practicaban nuestros antepasados: desechamos las vísceras y la grasa de los animales y nos alimentamos de las partes más magras y ricas en fibra muscular y pobres en grasa.

Ellos sabían de forma intuitiva que las vísceras, como el hígado, los riñones, los sesos, la lengua, los intestinos o el corazón, les proporcionaban más fuerza, del mismo modo que la grasa hacía la comida más gustosa y los saciaba durante más tiempo. Su interés por aprovechar los huesos y el tuétano de los animales los llevó a idear y producir utensilios para este fin.

Hoy sabemos que el corazón, la lengua y los intestinos son alimentos ricos en colágeno, y el cerebro y el hígado lo son en grasas saturadas y poliinsaturadas $\omega 3$ y en una gran cantidad de vitaminas liposolubles, como la A, K, D y E. No existe ningún alimento que supere la riqueza o densidad nutricional en vitaminas, proteínas y minerales de estos productos.

Este consumo elevado de ω3 de fuentes animales por parte de nuestros antepasados explica en parte que haya personas que no se adaptan bien a las fuentes vegetales de ω3, ya que el organismo tiene que esforzarse más para asimilarlo. Son personas que no pueden realizar de forma eficiente el paso de ALA (ácido alfa-linolénico) a los ácidos de cadena larga, EPA o DHA. En consecuencia, tienen mayor tendencia inflamatoria.

También existen personas con polimorfismos heredados de nuestros ancestros que sufren una inflamación notable al ingerir más de 17 g al día de ácido linoleico (ω6), una cantidad habitual en las dietas occidentales modernas.

Según los estudios realizados por el doctor Price, dentista especializado en nutrición, la alimentación de las tribus de cazadores-recolectores actuales, basada en el consumo de vísceras, sangre y partes grasas, supone una ingesta diez veces superior de vitaminas liposolubles. Es destacable también que dichas tribus no sufren de inflamación de bajo grado crónica, además de estar libres de las enfermedades que hoy en día asedian a la civilización occidental moderna.

Veamos cómo ha evolucionado nuestra especie desde los tiempos del Paleolítico en relación con el consumo de grasa. Hace unos cien mil años, nuestra especie apenas ingería ácidos grasos trans y siempre de fuentes naturales. La distribución del consumo entre grasas saturadas ω6 y ω3 era proporcional y equilibrada. Sin embargo, desde hace doscientos años, se han venido produciendo cambios que se han traducido en la aparición de enfermedades propias de la civilización occidental moderna.

Se ha aumentado de manera desproporcionada el consumo de las grasas trans presentes en la naturaleza en pequeñas cantidades debido a la ingesta de seudoalimentos industriales, de modo que se ha producido el hecho inédito en nuestra historia evolutiva de que el consumo de trans supera el de grasas saturadas ω6 y ω3. Además, el nivel de ω6 y ω3 en la dieta se ha desequilibrado en favor de los ω6.

Esta evolución negativa se ha intensificado aún más en los últimos cien años de alimentación industrial. Resultados: aumento de la obesidad, síndrome metabólico, diabetes, inflamación crónica de bajo grado y enfermedades cardiovasculares.

Llegados a este punto, siempre hay quien dice que la expectativa de vida de nuestros antepasados no superaba los 30 años con suerte. Habría que explicar que eso se debía a los estragos causados por los continuos enfrentamientos con otras tribus o por la infección de heridas causadas por accidentes fortuitos o de caza. De hecho, la expectativa de vida de los primeros hombres y mujeres del Neolítico se redujo una media de 5-10 años, lo que venía a demostrar que la dieta del periodo anterior, el Paleolítico, era más saludable para la población.

Es evidente que no disponemos de los mismos alimentos que nuestros antepasados y que conseguir alimentos que nos proporcionen la misma calidad de grasas con el equilibrio de ω3 y ω6 del que ellos disfrutaban es difícil por no decir imposible, pero podemos acercarnos mucho si la base de nuestra alimentación son alimentos reales cultivados o producidos del modo más natural posible.

Entiéndase por alimentos reales aquellos alimentos que no están procesados y que mantienen su estado o forma natural. Del campo a la mesa sin modificaciones o cambios.

¡El omega-6 (ω6 o ácido linoleico) se debe limitar! ¡Cuidado con este ácido graso!

Este ácido graso se encuentra en los cereales o en los productos procesados elaborados con aceite de girasol, de maíz o de soja. Se transforma fácilmente en ácido araquidónico, que produce sustancias inflamatorias, las prostaglandinas (leucotrienos y tromboxanos).

En resumen, si la alimentación de una persona es alta en grasas ω6 por consumir demasiados alimentos que lo contienen (maíz, soja, cacahuete, girasol o cereales integrales), puede estar facilitando procesos inflamatorios y de formación de trombos. Esta situación puede acentuarse si la dieta tiene un bajo contenido en un antioxidante como la vitamina E, un agente capaz de inhibir la formación de tromboxanos y leucotrienos.

Los alimentos más comunes que contienen vitamina E son las aceitunas, la mantequilla de pasto o *ghee*, el aceite de colza, las almendras, los piñones y las avellanas, entre otros. Al ser alimentos grasos, es probable que no figuren en la dieta de muchas personas, lo que significa que se ingiere menos vitamina E.

En la siguiente tabla se representa la clasificación de los diferentes ácidos grasos y en qué alimentos podemos encontrarlos.

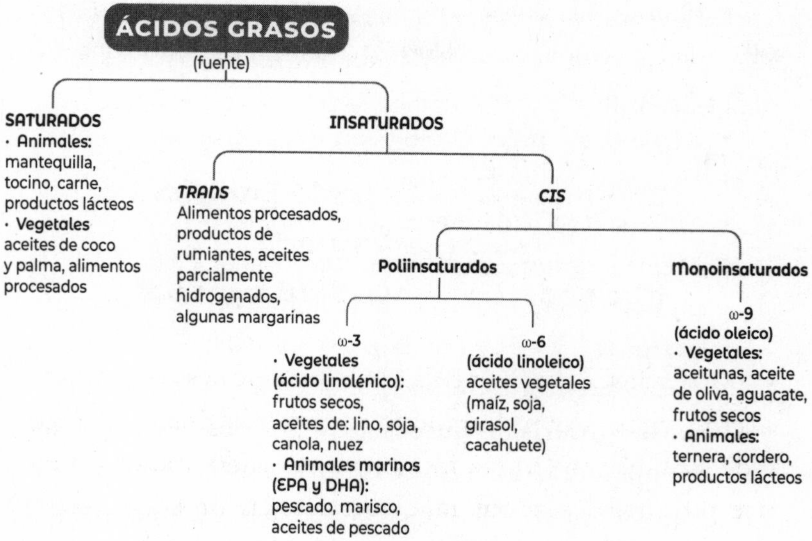

EPA = ácido eicosapentaenoico; DHA = ácido docosahexaenoico

Clasificación de los ácidos grasos y los alimentos que los contienen. Extraído de *Grasas buenas* (Amat).

¡Más omega-3, por favor, pero que no se oxide!

El problema del ácido alfa-linolénico (ALA), el omega-3, es que si se oxida provoca en el organismo un aumento de prostaglandinas, leucotrienos y tromboxanos, todos ellos compuestos inflamatorios. Por eso los aceites que lo contienen deben consumirse rápido y no almacenarlos mucho tiempo, y se debe evitar cocinar con ellos a temperaturas elevadas.

En cambio, si no se oxida y lo consumimos de forma adecuada, tiene efectos muy beneficiosos para nuestra salud:

- Fluidifica la sangre, que llega con mayor facilidad a todos los rincones de nuestro organismo, junto a los micronutrientes y el oxígeno.
- Actúa como un verdadero antiinflamatorio.
- Favorece la salud cardiaca.
- Mejora la actividad muscular.
- Mejora el funcionamiento cerebral. El 60 % de la masa cerebral es grasa, de la que el 70 % son ácidos grasos ω3. El 25 % de esos ω3 son DHA. Ya sabemos por diferentes estudios que el DHA mejora la hipertensión arterial, reduce la ateroesclerosis, actúa de inmunomodulador, reduce de forma eficaz los triglicéridos y aumenta el HDL o colesterol bueno, y mejora la agudeza visual. También se han observado sus efectos en la maduración del cerebro infantil, incluso en el periodo de desarrollo fetal, en la memoria y en el estado de ánimo.

Hay dos tipos de fuentes de alimentos que contienen ácidos grasos ω3:

- **Los que proceden del mar:** Sobre todo el pescado azul y las algas son ricos en DHA y EPA (los que llevan extras, de calidad superior) de gran biodisponibilidad, es decir, que a nuestro organismo no le cuesta asimilarlos. Aumentar el consumo de pescado facilitará cumplir con los objetivos nutricionales marcados para el omega-3.[44]
- **Los que proceden de la tierra:** Frutos secos y semillas son ricos en ácido alfa-linolénico (paquete básico sin

extras), que es un precursor de los dos anteriores. Nos cuesta más aprovecharlo, ya que necesita una enzima para convertirse en EPA y DHA, pero los estudios indican que esa transformación es muy poco eficiente. Solo el 1 % del ácido alfa-linolénico ingerido se transformará en EPA y DHA, aunque el porcentaje puede aumentar algo si llevas una dieta vegetariana o vegana.

Y ¿qué sucede con el 99 % que no se transforma? Será utilizado como fuente de energía, ya que no deja de ser grasa y, por tanto, el organismo no lo utiliza como antiinflamatorio pero sí como «gasolina».

PAÍSES	CANTIDAD DE DHA Y EPA EN DIETA
JAPÓN	1-1,5 g en hombres y 0,7-1,1 g en mujeres
NORUEGA	0,7-1 g
ESPAÑA	0,7 g
ESTADOS UNIDOS	0,002 g
AUSTRALIA	0,001 g

Tabla de consumo actual por países de la suma DHA + EPA en la dieta.[45]

Pero estos datos son medias. En el caso de España, por ejemplo, con 0,7 g de consumo de ácidos grasos DHA y EPA puede parecer que todos los españoles tienen esos niveles cuando la realidad es que solo el 35,4 % de los españoles supera los 0,5 g diarios.

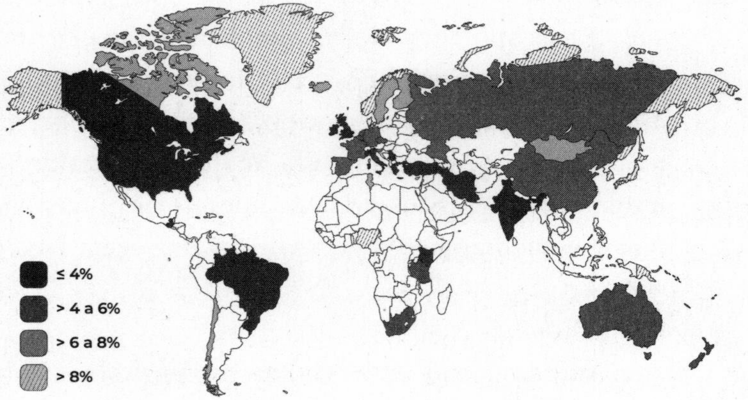

Tanto por ciento de EPA y DHA del total de grasas en la sangre de los humanos a nivel mundial.

Los niveles de DHA y EPA en general son bajos en todo el mundo. Solo algunas zonas se salvan. Los esquimales (Groenlandia) consumen unos 14 g de ω3 al día, y los daneses, 3 g. Los japoneses lideran el consumo de grasas saludables con más de 1 g de DHA/EPA al día. No obstante, los beneficios para la salud cardiovascular se consiguen con un aporte mínimo de 500 mg/día, según la Asociación de Cardiología americana.

La proporción omega-6/omega-3 más adecuada en relación con la protección frente a diversas patologías está entre 4/1 y 2/1, proporción que favorece un descenso de la tasa de mortalidad por enfermedad cardiovascular, disminución de la proliferación celular en cáncer colorrectal y reducción de la inflamación en artritis reumatoide, entre otros beneficios.[46]

Los ácidos grasos ω3 son muy abundantes en pescados azules, pero se deben extremar las precauciones con pescados como el atún, el cazón (tiburón), el pez espada, la perca o la tintorera, pues tienen niveles de mercurio elevados. El mercurio, consumido en cantidades bajas pero continuas, afecta al sistema nervioso y es especialmente nocivo en embarazadas y niños, pues retrasa la maduración neuronal en el feto y en niños menores de 3 años. El atún en lata es uno de los productos alimenticios más consumidos del mundo y debería limitarse e incluso eliminarse de la dieta si se quiere disminuir los niveles de mercurio y otros metales pesados en el organismo.

Entre los vegetales que contienen ω3 se encuentran las algas marinas, las semillas, los frutos secos o las verduras de hoja verde.

En nuestro modelo actual de alimentación, la ratio de los ω6 con respecto a los ω3 puede llegar a 13-20/1 a favor de los ω6. La estrategia adecuada es reducir la proporción de alimentos con ω6 para evitar facilitar el desarrollo de problemas inflamatorios crónicos o enfermedades (colitis ulcerosa, diabetes tipo 2, cáncer, enfermedad de Crohn, obstrucción pulmonar crónica, enfermedades renales, psoriasis o artritis reumatoide), ya que, cuando la proporción de ω3 es superior y la de ω6 inferior es más difícil desarrollar este tipo de enfermedades.

Un ejemplo claro al respecto son las carnes que consumimos. Mientras que la carne de vacuno que proviene de animales de pasto tiene cuatro veces más ω6 que ω3, en la carne de producción intensiva de animales alimentados con cereales la proporción de ω6 es veintiuna veces mayor que la de ω3.

Se puede llegar a estos niveles de ω3 si consumimos pescados grasos cuatro veces por semana además de 22-32 g de otros alimentos que contengan ω3, como aceite de lino, grosellas, nueces o verdolaga.

Para una dieta aceptable, los expertos recomiendan los consumos mínimos de ácidos grasos ω3 vegetales y marinos que se muestran en la siguiente tabla. No obstante, debemos tener en cuenta que cada persona es diferente y que estas cifras pueden ser insuficientes debido a una deficiente absorción intestinal, a los malos hábitos alimentarios que producen inflamación y a la salud hepática del individuo, por ejemplo.

Para obtener 1,3 g de omega-3 de origen vegetal (ALA)	**Para obtener 1,3 g de omega-3 de origen marino (EPA + DHA)**
• ½ cucharadita (2 ml) de aceite de lino. • 2 cucharaditas (10 ml) de semillas de lino molidas. • 2 cucharaditas de semillas de chía. • 1 cucharada sopera (15 ml) de aceite de colza. • ¼ taza (60 ml) de aceite de nuez. • 1½ cucharada (22 ml) de aceite de soja. • 13 g de semillas de cáñamo.	• 50 g de caballa del Atlántico. • 65 g de salmón atlántico de piscifactoría. • 80 g de salmón rosado o rojo en conserva. • 80 g de arenque del Atlántico o del Pacífico. • 130 g de atún blanco o bonito del norte en conserva. • 130 g de sardinas en conserva.

Tabla de alimentos que proporcionan 1,3 g de omega-3 en alimentos con ácido alfa linolénico (ALA) y alimentos con EPA y DHA.

En esta tabla se tienen en cuenta las grasas ω3 que aportan los alimentos en las cantidades señaladas. Si quieres obtener mayores beneficios, debes potenciar los alimentos de la columna de la derecha, ya que el aprovechamiento de los ω3 a partir del ALA (columna izquierda) es mucho menor a igual cantidad. Es decir, con el ejemplo de los 2 ml de aceite de lino y los 50 g de caballa, a pesar de que ambos aportan 1,3 g de ω3, nuestro cuerpo le sacará mayor partido a la caballa, a excepción de ese 1 % de la población que sí tiene la capacidad de aprovechar al máximo el ω3 en forma de ALA y que podrá convertirlo en EPA y DHA, a diferencia del 99 % restante.

Pero no solo hay que tener en cuenta los ω3, sino también el contenido de ω6 de los alimentos. En el caso del aceite de soja, por ejemplo, también hay que tener en cuenta su elevado contenido de ω6, que lo convertiría en menos interesante que el aceite de lino, que tiene menos ω6 y con el que además obtendríamos la misma cantidad de ω3 ingiriendo 10 veces menos.

Tampoco el salmón atlántico de piscifactoría sería interesante si atendemos a todo su contenido nutricional. A pesar de ser rico en ω3, al estar alimentado con pienso, su contenido en ω6 es superior al del salmón salvaje u otros pescados azules criados en libertad. Para resumir, a continuación se muestra una tabla de grasas buenas y grasas malas. Hay que matizar que el aceite de palma tiene connotaciones negativas de tipo ecológico, ya que la gran demanda de este aceite por parte de la industria alimentaria ha provocado una brutal deforestación de las selvas en diferentes puntos del planeta que ha dañado gravemente los ecosistemas. Por tanto, aunque es técnicamente válido, debemos rechazarlo si no se produce de forma sostenible.

GRASAS BUENAS	GRASAS MALAS
• Aceite de oliva. • *Ghee.* • Mantequilla clarificada. • Aceite de coco. • Grasas de animales de granjas ecológicas o de pasto. • Aceite de palma (no es sostenible). • Aceite de colza.	• Aceite de soja. • Aceite de girasol. • Aceite de maíz. • Margarinas. • Mantecas vegetales.

Pero el consumo de ω3 no solo es bueno para la salud, sino también para la economía de los países. El sistema sanitario de los países que han apostado por potenciar el consumo de ω3 a través de la dieta o de suplementos ahorran dinero de las arcas públicas destinado a tratar trastornos de salud y enfermedades derivados de la mala dieta.[47]

Pongamos algunos ejemplos:

- Sale más económico que las estatinas (sinvastatina y pravastatina) para los problemas cardiovasculares. (En Italia lo han puesto en práctica con éxito).
- Reduce los costes del tratamiento de la hipertrigliceredemia. (Italia es, de nuevo, el ejemplo).
- Reduce los costes del tratamiento de las enfermedades coronarias en ancianos, pues actúa previniendo en lu-

gar de esperar a que se declare la enfermedad. (Corea ahorra dinero público actuando antes de que aparezca el problema).

- Es útil en estrategias que reducen los problemas derivados de las cirugías del cáncer gastrointestinal.
- Los suplementos de DHA en embarazadas ahorran al sistema sanitario público entre 15-50 millones de dólares al año. (Australia lo tiene bien sabido).

A la vista de estos datos, es razonable y necesario que los gobiernos de todo el mundo recomienden, potencien y prescriban alimentos que proporcionen ω3 o DHA o, en su defecto, suplementos no solo para mejorar la salud de sus ciudadanos, sino para economizar en su gasto sanitario público o subvencionado.

¿A qué están esperando nuestros gobiernos para subvencionar y potenciar políticas sanitarias de prevención? Y no me refiero a poner un par de anuncios de concienciación, sino a promover y subvencionar económicamente los suplementos multivitamínicos, proteicos y hormonales.

Técnicas culinarias perniciosas

Cómo cocinamos los alimentos influye en nuestra salud inflamatoria. En los países occidentales las prisas, el estrés y el desconocimiento favorecen que se cocine mal y se potencien sustancias nocivas para la salud.

El consumo habitual de grasas fritas puede producir inflamación y facilitar el desarrollo de procesos cancerígenos y enfermedades cardiacas. La situación empeora cuando consumimos un alimento que se ha frito en un aceite reutilizado, pues con cada fritura, disminuye la cantidad de vitaminas, como la E.[48]

Pero aún es peor freír salmón en un aceite de girasol que ya hemos utilizado anteriormente, pues el salmón perderá vitamina D y absorberá parte del aceite de girasol que incorpora sustancias tóxicas producidas en las frituras anteriores.[49]

Unos fritos muy dañinos consumidos habitualmente son los de féculas o harinas. Este tipo de fritura modifica la estructura química de los azúcares y proteínas que forman las harinas o féculas y las transforman en unas sustancias llamadas acrilamidas. Este proceso se conoce como glicación proteica o reacción de Maillard, y se da en las patatas fritas, las tostadas o las galletas.

Según la EFSA (Autoridad Europea de Seguridad Alimentaria), las acrilamidas tienen una responsabilidad mucho mayor de lo que se creía hasta 2015 en la inducción de procesos inflamatorios y el desarrollo del cáncer. Dañan el ADN y el interior de la célula, privándola de su funcionalidad, además de estar relacionadas con procesos como la diabetes, las cataratas, el envejecimiento acelerado, efectos negativos en los bebés, antes y después de nacer, problemas en la reproducción masculina y el sistema nervioso... y seguro que con el tiempo los investigadores irán descubriendo más «bondades» de las peligrosas acrilamidas.

Las acrilamidas se forman masivamente a partir de los 120 °C, pero también lo hacen, en menor cantidad, con temperaturas de 60 °C en cocciones largas, a no ser que la cocción sea húmeda. Un ejemplo de alimento con un elevado contenido de acrilamidas serían las patatas fritas, sobre todo las chips. Otro ejemplo son los populares rebozados de la cocina mediterránea: calamares rebozados, aros de cebolla, croquetas, «pescaíto frito», empanadillas de atún, torrijas, pan frito, café, etcétera.[50]

El fenómeno de la glicación proteica también se produce en los tostados, es decir, cuando cocinamos las harinas en una tostadora, horno o sartén, sin necesidad de que haya aceite. Un ejemplo serían las galletas, los biscotes, las tostadas o *crackers*, si bien es cierto que la intensidad del tostado hará variar la cantidad de acrilamidas. Cuanto más intenso sea el color (más marrón o pardo), más acrilamidas se formarán.

Sabiendo que para gozar de mejor salud es necesario disminuir la cantidad de harinas de nuestra dieta, deberíamos relegar este tipo de productos ricos en acrilamidas a ocasiones muy excepcionales o incluso eliminarlos de la dieta.

Volvamos al cocinado de las grasas. Para evitar problemas emplearemos tipos de cocción en los que la temperatura no supere los 180 °C o cocciones cortas a temperatura elevada para no perjudicar la calidad de las grasas. Recordemos también que las grasas vegetales, que son más ricas en ω6, son las que más se deterioran y más problemas ocasionan a nuestra salud. Podemos encontrarlas en las semillas y sus aceites o en los frutos secos.

Los aceites de oliva virgen se muestran muy estables en las distintas temperaturas de cocción. La pérdida de polifenoles no es grande, excepto en algunas variedades de Aove (aceite de oliva extra virgen) como la picual, que pierde la mitad de sus polifenoles cuando las temperaturas superan los 60 °C, pero en general el Aove mantiene sus características nutricionales y sensoriales en boca en las distintas temperaturas de cocción.

Pero los estudios que se centran en ciertos polifenoles, como los alcoholes fenólicos, revelan que sí se pierden con las cocciones caseras habituales del Aove. La oleuropeína es el polifenol que se altera con la temperatura y se transforma en otras moléculas (alcoholes fenólicos) que, a su vez, disminuyen con las cocciones a temperaturas altas, hasta el punto de que se pierde un 80 %, mientras que si cocinamos a baja temperatura solo se pierde el 9 %. Saltear verduras con Aove a 100 °C puede suponer una reducción de entre el 25 y el 50 %.[51]

Por tanto, mejor cocinar con poco aceite y a baja temperatura, aunque el Aove sea un aceite estable que aguanta temperaturas elevadas o añadirlo en crudo después. Pero cocinar el aceite también aumenta compuestos como el pinorresinol, un lignano presente en las semillas de sésamo, por ejemplo.

Futuros estudios quizá nos permitan descubrir qué variedad de aceite utilizar para freír o cuando haya de aguantar altas temperaturas. Sabemos que la variedad arbequina pierde más polifenoles que la variedad picual.[52]

Cuando el aceite humea (punto de humeo o de humo), se recalienta o se reutiliza varias veces, produce graves daños en nuestro ADN y nuestro inflamasoma y aumenta la probabilidad de que padezcamos cánceres genotóxicos, mutagénicos, tumorigénicos y de otros tipos: pulmón, mama, colorrectal y próstata.[53]

Ya que hablamos de humos, ¿qué pasa con los ahumados?

¿Os imagináis que antes de comernos un plato lo pasáramos por el tubo de escape de un coche? Aunque no es exactamente lo mismo, cuando cocinamos alimentos poniéndolos en contacto directo con brasas humeantes para que se impregnen del aroma del humo se generan hidrocarburos aromáticos policíclicos (HAPS).

Como explica la Agencia de Seguridad Alimentaria y Nutrición, los HAPS se componen de más de cien sustancias químicas diferentes que proceden de lo que utilicemos para generar las brasas para ahumar (madera, carbón o cualquier combustible orgánico para barbacoas), y cuando se inhalan pueden provocar problemas respiratorios e inmunitarios.

Al ser ingeridos, los HAPS afectan al sistema inmune modificando las plaquetas y los leucocitos, es decir, alterando la coagulación de la sangre y, lo más grave, aumentando las probabilidades de generar cáncer debido a la presencia de benzopirenos (un tipo de HAPS).

Los alimentos ahumados, como el salmón o la trucha, los diferentes tipos de embutidos, como el jamón, los quesos o las cervezas entre otros, son los alimentos más ricos en HAPS de nuestra dieta.

Si os perecéis por el aroma del humo o ahumado ya existen opciones que no aportan HAPS, como por ejemplo el humo líquido natural del que han sido retiradas las sustancias nocivas y que les da a los platos ese toque de sabor a leña tan agradable.

Se debe vigilar para no comprar aromas con sustancias nocivas como el propilenglicol o el conservante BHA, un antioxidante artificial que podría ser carcinógeno.

Descanso digestivo insuficiente

Uno de los principales errores de nuestra sociedad es la sobrealimentación, no solo por la cantidad, sino también por comer demasiado seguido. La recomendación oficial de comer cinco veces o más al día no son lógicas a no ser que tengas un sistema digestivo débil o practiques ejercicio a diario y de forma intensa.

Pero el problema principal radica en el descanso más necesario para nuestro sistema digestivo, la noche. Tratamos a nuestro sistema digestivo como si fuera inagotable, casi invencible y, lo peor de todo, como si no necesitara reparaciones ni mantenimiento.

Hasta el robot o la máquina más perfecta precisan un mínimo mantenimiento, y nuestro sistema digestivo y hepático no es diferente. Necesitamos un periodo que nos ayude a reparar y dejar en óptimas condiciones nuestro intestino, y para ello contamos con un sistema llamado complejo migratorio motor.

El complejo migratorio motor sería como una brigada de mantenimiento y limpieza que se ocupa de dejar en perfecto estado nuestro intestino después de que se haya pasado todo el día trabajando. Igual que la oficina tiene un horario, como somos animales diurnos cuando llega la noche nadie trabaja y se activa la brigada.

Pero si comemos cuando ya es de noche (cuando no debería haber nadie en la oficina) la brigada se bloquea y no puede realizar su trabajo. ¿Cuántas horas se necesitan para que la brigada sea lo más efectiva posible y reduzca la probabilidad de que desarrollemos problemas como el sobrecrecimiento bacteriano (LIBO), las seudoobstrucciones intestinales y trastornos intestinales de todo tipo?

Todos deberíamos dejar descansar nuestro sistema digestivo-hepático al menos 12 horas. Si cenamos a las 19.00 h, no deberíamos ingerir nada hasta las 07.00 h del día siguiente. Si eso nos resulta complicado, mejor comer dos veces al día que tres; de esa forma compensaríamos la falta de descanso nocturno.

Beber agua caliente en ayunas estimula el complejo migratorio motor. Por eso es recomendable que bebamos agua tibia para potenciar sus efectos y mejorar la limpieza de nuestro sistema digestivo. La cultura oriental lo practica empezando la jornada con una sopa de miso, que, además de aportar un líquido caliente, es rica en probióticos.

Se obtiene el mismo efecto estimulante del complejo migratorio motor añadiendo un chorrito de limón al agua caliente. Eso ayuda a limpiar mejor el tubo digestivo y favorece la evacuación.

Pero existen más formas de potenciar nuestra salud intestinal.

El ayuno intermitente

Existen diferentes formas de practicar el ayuno intermitente. Nunca empieces un ayuno de forma agresiva. Hay que ir incrementándolo poco a poco para ir acostumbrándonos sin sensaciones negativas.

El ayuno intermitente se presenta en diferentes formatos según las horas de ayuno:

- 14 horas de ayuno / 10 horas de ingesta.
- 16 horas de ayuno/ 8 horas de ingesta.
- Ayunos de 24 horas (*eat stop eat*) 2 × semana.
- Ayuno del cazador (saltarse comida).

La ventaja de los ayunos intermitentes es que no son tan exigentes como otros más prolongados y conseguimos los mismos beneficios. No por hacer un ayuno de tres días se obtienen mayores beneficios que con uno de 24 horas; de hecho, con ayunos más prolongados puede dañarse el ADN.

Otra ventaja del ayuno intermitente es que puedes adaptarlo perfectamente a tu ritmo de vida y estado de salud: puedes hacerlo todos los días, solo entre semana o solo los fines de semana, como prefieras.

Un estudio ha demostrado que con un solo día de ayuno completo a la semana hidratando solo con agua durante cinco meses se consiguen mejoras en la gestión de la insulina y se reduce el síndrome metabólico (obesidad, hipertensión y azúcar en sangre).[54]

Los ayunos pueden hacerse en la franja nocturna (son los

mejores), por la mañana o incluso en la parte central del día. Por ejemplo, puedes hacer la última comida del día a las 20.00 h y no comer hasta las 10.00 h del día siguiente. De esta forma, ayunas durante 14 horas pero no te cuesta esfuerzo, puesto que pasas durmiendo la mitad del tiempo.

Pero también puedes comer por última vez a las 14.00 h y hacer la siguiente comida a las 6.00 h del día siguiente. Los horarios se pueden adaptar. Hay quienes no pueden parar para comer a mediodía por cuestiones laborales y prefieren desayunar a las 06.00 h y no comer nada hasta la cena, a las 20.00 h.

Los beneficios del ayuno intermitente van mucho más lejos:

- **Aumenta la producción de sirtuina SIRT3, la proteína de la juventud.**[55] Esta proteína (enzima) pertenece a un grupo de proteínas que desempeñan un papel fundamental en el proceso de envejecimiento. Las sirtuinas reducen su actividad a medida que envejecemos, y eso afecta a nuestra calidad y esperanza de vida. Se conocen siete tipos de sirtuinas, y todas tienen relación con la reparación, mantenimiento o protección del ADN.

  En un estudio en ratones se inactivó la sirtuina 6 (SIRT6) y los resultados fueron contundentes: los ratones envejecieron prematuramente. Y es que la SIRT6 se encarga de corregir los errores que se producen de manera natural en el ADN con el paso del tiempo.[56]
- **Reduce la mortalidad.**[57] Tanto el ayuno intermitente como el déficit calórico (comer menos de lo que nece-

sitamos) contribuyen a que las sirtuinas mantengan el organismo en un estado óptimo, con una puesta a punto continua. Así se reducen las posibilidades de morir por cualquier causa.

- **Favorece la autofagia.**[58] O, lo que es lo mismo, la restitución de las células dañadas, desgastadas o inútiles. Este sistema favorece un rendimiento óptimo, otro de nuestros sistemas antienvejecimiento.[59]
- **También en el cerebro.**[60] Si hay un órgano que precisa de todas sus células en buen orden es el cerebro. Un cerebro sano y poco deteriorado es básico para gozar al máximo de la vida. En el cerebro, el material dañado se acumula en el espacio interneuronal e interfiere con su funcionamiento. La autofagia es básica para evitar que esto suceda.
- **Reduce indicadores de inflamación.**[61] En quienes practican el ramadán se han observado cambios en indicadores de inflamación como la PCR o los niveles de IL-6. Estos marcadores se redujeron después del semiayuno de todo el mes respecto a los análisis realizados una semana antes de empezarlo.
- **Reduce los triglicéridos y mejora el perfil lipídico.**[62] En muchos casos el desequilibrio en los niveles de colesterol responde a excesos alimentarios, sobrealimentación o simplemente estrés. Los semiayunos ayudan a equilibrar los lípidos de la sangre.
- **Mejora la plasticidad neuronal.**[63] Esta característica de nuestro sistema nervioso está relacionada con la capacidad de adaptarnos para sobrevivir o desarrollarnos

de forma eficaz y exitosa. Gracias a ella somos resolutivos ante problemas nuevos, aprendemos durante toda la vida o desarrollamos nuevas habilidades si nos lo proponemos.

Esta plasticidad es la responsable de crear nuevas rutas neuronales si una zona queda dañada, por ejemplo, después de un traumatismo o lesión cerebral.

- **Limita el crecimiento de células cancerígenas.**[64] Se ha demostrado que una reducción del 15 al 40 % de calorías en la dieta diaria prolonga la vida y reduce la probabilidad de padecer cáncer. En ratones la restricción calórica redujo los tumores de piel y mama. Y en humanos hay una clara asociación entre reducción de tumores de mama y colon y restricción calórica. Además, se ha comprobado que reduce la tasa de proliferación de varios tejidos: mama, colon, próstata, linfocitos e hígado.

  Asimismo, los estudios en ratones han revelado que el ayuno en días alternos (esto es, ayunar un día entero y el siguiente comer sin restricción) reduce las células prostáticas cancerígenas.
- **Hace más tolerable la quimioterapia.**[65, 66, 67] A pesar de que faltan estudios, las observaciones clínicas muestran una reducción de la toxicidad y de los efectos secundarios de la quimioterapia en los pacientes que ayunan antes y después del tratamiento. La reducción del 25 % de las calorías diarias redujo la toxicidad en mujeres con cáncer ginecológico y mejoraron la tolerancia a la quimioterapia.

- **Mantiene la masa muscular al tiempo que se pierde la grasa corporal.**[68] Es más fácil mantener la pérdida de grasa sin pérdida de músculo con el ayuno intermitente combinado con ejercicio suave o incluso sin él.

Durante el ayuno pueden beberse líquidos que no se transformen en azúcar en sangre; no valen zumos ni refrescos, pero sí agua, infusiones o café.

No todo el mundo puede ayunar ni soportar cualquier tipo de ayuno. Si te estás medicando o no lo has practicado nunca, déjate asesorar por un médico o un nutricionista, sobre todo si eres una mujer embarazada, un paciente psiquiátrico o estás polimedicado.

Sol: ¿amigo o enemigo?

El sol es un gran promotor de la producción de vitamina D en nuestro organismo. Gracias a la acción de los rayos solares en la piel, producimos diferentes esteroles derivados de la vitamina D solar. Está claro que los humanos somos animales diurnos y el sol nos ayuda, entre otras cosas, a reducir la inflamación de cualquier tipo si producimos esta vitamina D.[69]

Lo malo es que no hay que relajarse con el sol, ya que puede hacernos mucho daño si no nos protegemos de él.

Veamos primero los beneficios que «el astro rey» o «el señor Lorenzo» tiene para nuestra salud:[70]

1. Mejora algunas enfermedades dermatológicas, como la psoriasis, la dermatitis, el vitíligo o el acné, por su efecto antiinflamatorio.
2. Mejora la cicatrización y la circulación sanguínea.
3. La exposición al sol durante periodos breves (con diez minutos basta) facilita la cicatrización de las lesiones. Lo mismo sucede en algunas dermatitis.
4. Genera vitamina D. Al recibir las radiaciones ultravioletas, la piel genera vitamina D, que será metabolizada en los riñones para transformarla en su forma activa, vital para la absorción y fijación del calcio en los huesos.[71] La vitamina D es fundamental también para la mineralización de los dientes.
5. Ayuda a prevenir y controlar el acné.
6. Aumenta las defensas del organismo, ya que incrementa el número de glóbulos blancos en sus dos líneas, neutrófilos y linfocitos.
7. Metaboliza el colesterol. Nos ayuda a equilibrarlo.
8. Reduce la presión arterial. Al dilatarse las arterias, disminuye la cantidad de sangre concentrada en los órganos. Esto baja la presión arterial, lo que es ideal para los hipertensos.
9. Los rayos ultravioletas regulan la producción de melatonina, hormona que ayuda a definir los ciclos de sueño. La luz solar reduce su nivel, lo que nos ayuda a sentirnos más despiertos.
10. Beneficia nuestro estado de ánimo, ya que estimula la síntesis de serotonina, una sustancia relacionada con el bienestar.

En cuanto a los inconvenientes, puede causar enfermedades y lesiones dermatológicas, desde una irritación leve de la piel a un envejecimiento prematuro debido a la destrucción del colágeno, pasando por incrementar el riesgo de desarrollar tumores cutáneos, en especial los melanomas.

Otro gran problema: los medicamentos

Muchos medicamentos aumentan la sensibilidad a los rayos solares y nos hacen más vulnerables a las quemaduras o al desarrollo de melanomas. Existen más de trescientos medicamentos con ese efecto.[72, 73] Los más habituales son:

- Antiinflamatorios no esteroideos (ibuprofeno, naproxeno, piroxicam, ketoprofeno...).
- Anticonceptivos orales.
- Antibióticos (azitromicina, norfloxacino...).
- Antihistamínimos (difenhidramina, mequitazina...).
- Antiulcerosos, como el omeprazol.
- Psicofármacos antidepresivos (imipramina, clomipramina, fluoxetina, amitriptilina).
- Ansiolíticos (diazepam, alprazolam, clordiazepóxido).
- Antifúngicos (griseofulvina, voriconazol...).
- Retinoides (etretinato, acitretina...).
- Anticancerosos (crizotinib, imatinib, fluorouracilo...).
- Cardiovasculares (quinidina, amiodarona...).
- Medicamentos para enfermedades como la hepatitis C o el VIH (efavirenz, simeprevir...).

- Medicamentos contra el colesterol, como la simvastatina.

Es más fácil quemarse...

- Si tienes la piel clara o muy clara.
- Si tienes pecas o cabello rojo o rubio.
- Si sueles tomar el sol entre las 10.00 y las 15.00 (cuando los rayos del sol son más intensos).
- En altitudes elevadas donde no se perciben tanto los efectos térmicos del sol.
- Por los agujeros en la capa de ozono.
- Por vivir o visitar lugares cerca del ecuador.
- En las lámparas solares de rayos UVA.

Las cremas solares pueden ser lobos con piel de cordero

Las cremas solares a veces contienen elementos peligrosos, ya sea por su toxicidad, porque alteran nuestro sistema hormonal o porque activan nuestro sistema inmunológico y producen reacciones no deseadas.

- **Dióxido de titanio.**[74] Después de ser estudiado en animales, se clasificó como potencialmente cancerígeno para los seres humanos. Es componente habitual de los productos cosméticos.
- **Avobenzona.** A pesar de que no disponemos de estu-

dios que respalden su retirada de las formulaciones de protectores de tipo químico, en muchos países está prohibido que supere el 3 % de concentración, debido a que puede producir efectos o reacciones adversas.

- **Paba o salicilato de trolamina.** Los estudios en animales muestran una notable toxicidad, y hay países, como Canadá, que lo han prohibido. Por no hablar de que apenas protege contra el sol. Puede encontrarse tanto en cremas químicas (Paba) como en cremas de filtro físico (salicilato de trolamina o té de salicilato).
- **Disruptores endocrinos.** Son sustancias que alteran nuestra salud desencadenando reacciones que normalmente producirían nuestras hormonas o inhibiendo el correcto funcionamiento de nuestro sistema hormonal. Las más comunes: BHT, ciclopentasiloxano, etilexil metoxicinamato, propilparabeno y metilparabeno.

Soluciones

1. Sentido común. Es imprescindible que conozcamos nuestra tolerancia al sol y nuestro tipo de piel para saber cuánto tiempo podemos exponernos al sol sin quemarnos. No será lo mismo el sol más intenso de las horas centrales (entre 11.00-15.00 h) que el sol de primera o última hora del día.
2. Rubi@, pelirroj@ y pecos@ son los más sensibles al astro rey. Están obligad@s a protegerse de forma mejor y con más frecuencia que el resto.

3. Tomar el sol progresivamente desde la primavera para broncear la piel y hacerla resistente a eritemas o quemaduras.
4. Escoger un buen protector solar. Evitar cremas con componentes tóxicos y decantarse por cremas con filtro físico, pues suelen ser más respetuosas con nuestra piel y efectivas para hacer rebotar los rayos solares.

A continuación se muestra una comparativa entre cremas con filtro solar y cremas con filtro físico.

	QUÍMICOS	**FÍSICOS**
¿Cómo funcionan?	Absorben la radiación y la transforman en energía calórica.	Reflejan y dispersan la radiación, sin generar calor.
¿Cómo interactúan con la piel?	La piel los absorbe.	Quedan sobre la piel (se **adsorben**).
¿Pueden causar irritación?	Es posible.	Es menos probable: son una mejor opción para pieles sensibles.
¿Cuándo debo aplicarlos?	Entre 15 y 30 minutos antes de la exposición al sol para posibilitar la absorción.	Protegen inmediatamente.
¿Se extinguen con la exposición a rayos UV?	Sí, por lo que es necesario reaplicar cada 2 horas de exposición.	No, pero se ven afectados por la transpiración y el roce.
¿Son ecológicos?	No.	Sí.

Fuente: https://cdn.shopify.com/s/files/1/0113/4821/3818/files/cuadro-comparativo_filtros_FyQ_2020_grande.png?v=1592930177

¿Y si me he quemado?

El áloe vera cura eficazmente los eritemas provocados por los rayos solares. En un estudio en el que se comparó el gel de áloe con un gel al 1 % de hidrocortisona se obtuvieron resultados mejores para el áloe.[75]

Evidentemente, con cremas con concentraciones de hidrocortisona más elevadas los resultados no son mejores con el áloe, pero, aun así, sus propiedades para aliviar las quemaduras solares son más que suficientes.

Lectinas, esas grandes desconocidas

Las lectinas son proteínas que van unidas a los carbohidratos presentes en la mayoría de los vegetales y que producen inflamación y malabsorción de nutrientes cuando llegan a nuestro intestino.

Protegen a las plantas de patógenos externos, ya sean hongos, plagas o cualquier otro organismo, o las defienden frente a enfermedades, climatología adversa o posibles depredadores.

Algunos alimentos básicos comunes, como los cereales y las legumbres, tienen concentraciones relativamente altas de un amplio abanico de lectinas.[76]

Las plantas producen algunas de estas lectinas en respuesta a factores estresantes específicos, como los ataques de diferentes agentes externos que pueden enfermarlas. Esto podría explicar por qué ciertas lectinas, como la fitohemaglutinina, que se encuentra en las judías, causan graves trastornos digestivos a la gran mayoría de los animales que las consumen crudas. Así evitan ser comidas.

Otras lectinas actúan uniéndose a partes específicas del organismo de los animales que se las comen. Por ejemplo, se unen a las proteínas de quitina de insectos, hongos o bacterias para dañar los tejidos de estos depredadores, en muchos casos sin éxito, ya que estos «devoradores» de plantas son inmunes a la toxicidad de las lectinas.

Aun así, esas lectinas se «pegan» a las paredes celulares de hongos y bacterias, así como al exoesqueleto de los insectos y también al intestino de animales como los humanos. Puesto que no somos inmunes a la toxicidad de las lectinas, cocinamos muchos vegetales para reducir su carga tóxica.

La propagación con éxito de las semillas también podría atribuirse, al menos en parte, a la actividad de las lectinas, que permite que la estructura de las semillas salga intacta tras su paso por el tracto digestivo de los animales. Por eso no es raro ver en las heces semillas o frutos secos enteros.

Tipos más comunes de lectinas

- Lectinas de legumbres, en frijoles y lentejas.
- Prolaminas del grano, como el trigo, el maíz, la cebada, el centeno o el kamut.
- Aglutinina y hemaglutinina, sobre todo en frijoles y cereales de grano entero.

Las lectinas también abundan en las verduras, sobre todo en las de la familia de las solanáceas. Dentro de estas se incluyen:[77]

- Cacahuetes
- Patatas
- Tomates
- Berenjena
- Pimiento

En cuanto al contenido de lectinas en los cereales:

- Trigo: 69 % de alfa-gliadinas
- Espelta: 69 % de alfa-gliadinas
- Kamut: 69 % de alfa-gliadinas
- Centeno: 40 % de secalinas
- Cebada: 49 % de hordeninas
- Maíz: 55 % de zeaninas
- Mijo: 40 % de panicinas
- Avena: 25 % de avininas
- Arroz: 5 % de orzeninas
- *Teff*: 12 % de prolaminas

Consumo de lectinas y posibles efectos en la salud

- Inflamación intestinal y de vísceras.[78]
- Neurotoxicidad por los fragmentos de gliadina, que daña la barrera hematoencefálica.[79]

- Desajustes del sistema inmune que provocan estrés inmunitario.[80]
- Toxicidad celular que puede alterar la apoptosis.[81]
- Alteración de la reparación endotelial de vasos sanguíneos y cardiacos.[82]
- Destrucción de los enterocitos que altera el control de la absorción de nutrientes y activa el sistema inmune de forma exacerbada.[83]

¿Por qué el peor es el trigo?

Consumimos la mayor parte del trigo en forma de pan y, en general, que lo sigamos identificando como alimento básico es un alarde de optimismo, según Albert Bruno, especialista en variedades antiguas de trigo. Harinas refinadas, trigos modificados, gluten añadido, fermentaciones rápidas o aditivos, entre otros factores, tienen un papel determinante en el incremento de celiaquías e intolerancias no celíacas al gluten que se ha dado en los últimos años, aparte de jugar su rol negativo en otras enfermedades de origen autoinmune o inflamatorio.

En el caso de que el pan sea importante en nuestra dieta, debemos recuperar y consumir los panes antiguos o diploides (con menos complejidad o cromosomas), elaborados a partir de una buena masa madre y una fermentación larga que produzcan un pan como el de nuestros abuelos, un pan de calidad y buena digestibilidad. Aun así, debe estar bien equilibrado con el resto de los alimentos que configuran nuestra dieta.

Si no tenemos posibilidad de encontrar estos trigos antiguos o sus derivados, recomiendo buscar pan de cereales sin gluten, como el de arroz o *teff*, o de seudocereales como la quinoa o el trigo sarraceno.

Sabemos que el pan moderno contiene una carga negativa importante, las proteínas del trigo, como las aglutininas (WGA). Estas proteínas estimulan la síntesis de citocinas proinflamatorias y, por lo tanto, ponen en pie de guerra el sistema inmunológico en la mucosa gastrointestinal.

Estos datos arrojan una nueva luz sobre la aparición de los trastornos gastrointestinales observados tras la ingesta de alimentos a base de trigo moderno: sensación de plenitud excesiva, indigestión, inflamación abdominal, cambio de forma de las heces o aparición de cualquier síntoma de intolerancia.[84]

El problema es que no solo existen problemas o síntomas digestivos apreciables por el consumidor, sino también trastornos extradigestivos que quizá no se aprecien en el momento y por eso no se relacionen con el consumo de trigo, pero cuyos efectos nocivos en el metabolismo estresan el páncreas, inflaman las vísceras y favorecen el descontrol de la dieta en forma de dependencias o excesos.

Además, según un estudio realizado en Italia,[85] las aglutininas del trigo reducen la energía celular o ATP, con lo que disminuye la energía disponible en aquellos que la consumen habitualmente, algo que he podido observar a través de los testimonios de numerosos pacientes de todas las edades y disciplinas deportivas.

Aunque los deportistas a los que he tratado (un centenar) no mostrasen síntomas digestivos, al retirarles el trigo sí he observado una notable mejora en su rendimiento; todos han coincidido en afirmar que se sentían más activos y enérgicos y con mayor capacidad de recuperación.

CÓMO MINIMIZAR EL DAÑO DE LAS LECTINAS DE LOS ALIMENTOS

- Evita trabajar con harinas. Usa grano y ponlo a remojar toda la noche para reducir los antinutrientes e irritantes.
- Remoja el grano de cereales y seudocereales al menos 8 horas, aunque los arroces integrales requieren 12.
- Remoja las legumbres 48 horas, ya que tienen más antinutrientes que el resto de los granos.
- Remoja las patatas peladas y cortadas entre 4-6 horas antes de cocinarlas.
- Cocina las legumbres 1 hora a fuego lento para conservar los nutrientes y neutralizar las lectinas al máximo.
- Enfría en nevera (4 °C) para obtener almidón resistente (beneficioso para la microbiota) y recalienta para comer.
- No priorices el grano sobre los tubérculos, ya que los tubérculos aportan más nutrientes y son antiinflamatorios.
- Acompaña estos alimentos con abundante verdura o ensaladas o procura que sean un segundo plato, nunca un primero.

Lácteos buenos y lácteos malos

La leche es un alimento controvertido. Los estudios e informes relacionados con su valía nutricional no arrojan resultados claros, y ello se debe casi con toda probabilidad al origen de los diferentes tipos de leche y su calidad.

Los estudios sobre la relación entre lácteos e inflamación ofrecen conclusiones contradictorias, así que, basándome en mi experiencia clínica, debo decir que aprecio mucha mejoría en los pacientes con inflamación al retirárselos de la dieta. Quizá esto se deba al aumento de insulina en sangre que provoca su ingestión: los niveles altos de insulina contribuyen a mantener la inflamación o incluso a agudizarla.

No ayuda que el 65 % de la humanidad no pueda digerir bien el azúcar de la leche, la lactosa, pero lo cierto es que existe otro componente de la leche que da los mismos problemas que la lactosa y algunos más. Me refiero a las caseínas, unas proteínas que tienen efectos similares a los generados por la intolerancia a la lactosa en el aparato digestivo (diarrea, gases, hinchazón o digestiones pesadas) y también extradigestivos, pues pueden producir eccemas, vómitos, inflamación de mucosas, calambres, rinitis o problemas respiratorios.[86]

Sin embargo, a pesar de que el 84 % de las proteínas lácteas son caseínas, no todas las leches tienen las mismas caseínas. Estas varían en función de la alimentación de la vaca y de sus condiciones de vida.

- Si es de pasto, reducción de problemas cardiovasculares. Cuando estos animales se alimentan con hierbas de todo tipo, la posibilidad de que consuman plantas que contienen ácidos grasos saludables es elevada y este hecho provoca cambios en la composición de su grasa que mejoran el perfil cardiosaludable de sus derivados.[87]

- Las vacas felices también generan menos inflamación. Los ácidos grasos que acabo de mencionar son los responsables de los efectos antiinflamatorios que se producen al tomar este tipo de leche. A mayor contenido de omega-3, mayor efecto antiinflamatorio.[88]
- Las vacas de pastoreo tienen más ácidos grasos omega-3 y hasta un 500 % más de ácido linoleico conjugado. Este ácido parece estar relacionado con una mejor salud cardiovascular, en concreto con la menor probabilidad de sufrir un infarto de miocardio. El ejemplo claro está en las diferencias entre la población costarricense y la estadounidense. Mientras que los primeros apenas tienen problemas relacionados con el consumo de lácteos y los infartos, los segundos tienen un índice de infartos muy elevado. Siendo ambas culturas muy «pro lácteos», la diferencia estriba en la cantidad de ácido linolénico conjugado, hasta tres veces más en la leche de vacas costarricenses que pastan a sus anchas contra la de las vacas estadounidenses que se alimentan de maíz.[89]
- Los sujetos obesos se caracterizan por una inflamación sistémica de bajo grado y pueden ser más sensibles a los efectos antiinflamatorios de los productos lácteos que los sujetos metabólicamente sanos.[90] Esto significa que, si estás sano, quizá el efecto benéfico de los lácteos no

sea tan evidente; por el contrario, si vives con la inflamación desde hace tiempo, los lácteos pueden provocar una mejora espectacular.

- Las que producen beta-caseína A-1, peor. El maltrato animal y el descuido de los animales se traduce en productos ni óptimos ni adecuados para nuestra buena salud.[91] En esto los norteamericanos se llevan la palma: tener a las vacas hacinadas en hangares o barrizales y alimentadas solo con pienso produce animales enfermos o debilitados. Los productos que obtengamos de ellos serán, por tanto, de baja calidad e incluso perjudiciales para nuestra salud.
- Mejor fermentadas. Los yogures y los kéfires de leche carecen de los posibles efectos de los lácteos no fermentados.[92] Aunque siempre será mejor si son fermentados de lácteos ecológicos o de pasto, cualquier leche mejora su perfil nutricional al ser fermentada. Solo los microorganismos que se forman en la fermentación son ya valiosos y consiguen, por ejemplo, modular nuestro sistema inmune.

En resumen, a falta de estudios y métodos técnicos para valorar con exactitud el efecto antiinflamatorio de los lácteos, la observación clínica y las medicinas tradicionales nos animan a desaconsejarlos cuando queremos reducir la inflamación. Los lácteos fermentados y, en menor medida, los lácteos que derivan de animales de pastoreo o que viven en estado semisalvaje son una buena apuesta para beneficiarnos de ese efecto antiinflamatorio.

Dos conceptos que es preciso tener muy en cuenta:

1. Falta determinar mejores marcadores bioquímicos que ayuden a detectar la inflamación de bajo grado crónica relacionada con el consumo de lácteos.
2. Es posible que el estado metabólico (la salud cardiovascular e inflamatoria) de las personas sea determinante a la hora de percibir o no percibir inflamación cuando se consumen lácteos. Si sufres inflamación crónica te puede venir bien consumir lácteos, mientras que si estás bien los lácteos no te aportarán ningún beneficio.

La whey *o el lactosuero de leche*

Es un producto lácteo derivado de la elaboración de algunos tipos de queso. También se lo conoce como *whey protein*. Suele comercializarse en forma de suplemento dietético para deportistas para mejorar la fuerza y la musculatura.

Está compuesta por proteínas como la lactoalbúmina o la beta lactoalbúmina y no tiene caseína, por lo que quizá te siente bien digestivamente hablando y te ayude a reducir marcadores inflamatorios, pero puede provocar problemas de alergia en algunas personas.

En un estudio de 2020[93] realizado en pacientes con accidente cerebral isquémico que se suplementaron con 20 g / día de *whey* los resultados revelaron una reducción de los valores inflamatorios. Si la dosis aumentaba, los beneficios disminuían.

En otro estudio en ratas a las que se indujo una enfermedad inflamatoria intestinal, el lactosuero produjo efectos beneficiosos a nivel antiinflamatorio. Se obtuvieron efectos similares a los de la sulfasalazina (Salazopyrina), un medicamento utilizado en pacientes con enfermedad de Crohn o colitis ulcerosa.[94]

Sin embargo, no recomiendo el lactosuero en personas con enfermedades autoinmunes o con tendencia o predisposición a desarrollarlas debido a la relación de los péptidos de la *whey* con algunas enfermedades autoinmunes como la artritis reumatoide, la diabetes 1 o la esclerosis múltiple entre otros.

Si decides incluir este suplemento lácteo en tu vida, al menos asegúrate de que esté libre de aditivos que, en el mejor de los casos, pueden disminuir sus beneficios y en el peor, producir efectos adversos. Me refiero a edulcorantes artificiales, rellenos, metales pesados o lactosa.

Azúcar: el que vemos y el que no vemos

El azúcar es, sin duda, la droga legal más consumida por la población y el producto alimentario más utilizado por la industria con diferentes fines: como conservante, endulzante, etcétera.

El azúcar oculto en los alimentos en forma de fructosa es inflamatorio,[95] produce endotoxemia y grasa en el hígado, además de ir llevando a quien lo consume hacia un estado obesogénico, hacia la resistencia a la insulina, la inflamación de bajo grado y la hiperpermeabilidad intestinal.

En solo tres semanas, beber refrescos aumenta la probabilidad de sufrir accidentes cardiovasculares, y eso en hombres jóvenes y sanos, según un estudio suizo realizado con 600 ml / día (el equivalente a dos latas de refresco). Se produjeron cambios en los niveles de colesterol malo LDL (peor con fructosa que con sacarosa) y cambios negativos en el marcador inflamatorio PCR.[96]

A lo mejor no eres de tomar un par de refrescos o zumos al día, pero ¿cuántas personas toman un refresco diario?

Un solo refresco al día produce un aumento del ácido úrico en personas con sobrepeso y obesidad.[97]

Has leído bien, los zumos no son saludables. Se transforman fácilmente en grasa en el hígado[98] y provocan un aumento de los marcadores de inflamación hepáticos. Mientras muchas madres y abuelas y padres y abuelos sigan dándoles «zumitos» a sus niñ@s creyendo que son saludables, tendremos niños con hígados como los de los bebedores habituales adultos, pues el efecto de consumir zumo de frutas para el hígado infantil es equivalente a consumir alcohol en el hígado adulto.

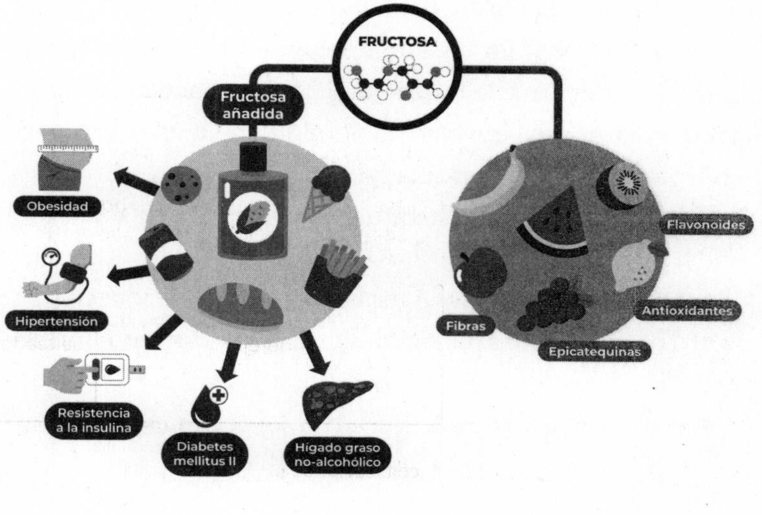

En este gráfico vemos que la fructosa añadida y escondida en productos alimentarios como los refrescos, snacks y helados o la repostería o refinados producen un hígado graso además de diabetes tipo 2, resistencia a la insulina, hipertensión y obesidad.

Esto no sucede si el consumo de fructosa viene de la fruta rica en polifenoles y vitaminas que hacen que sus efectos no sean nocivos.

Otro estudio realizado en ratones reveló que una dieta con azúcar (sacarosa) anula los efectos positivos de los ácidos grasos omega-3 que ingiere la persona, es decir, que aunque tome saludable grasa antiinflamatoria (ω3) con la dieta, no sirve de nada pues el azúcar anula sus efectos cardioprotectores.[99]

El fotógrafo Antonio Rodríguez y su organización sinazucar.org nos muestran la realidad del azúcar escondido: una imagen vale más que mil palabras. Silencio, pues, pero aquí puede verse parte del trabajo que realizan para concienciar a los consumidores: <https://www.sinazucar.org/>.

Según la OMS, un consumo máximo de 25 g de azúcar al día estaría dentro de lo razonable, lo que vienen a ser seis terrones diarios (excesivo en mi opinión). Solo un potito para bebés ya contiene esa cantidad de azúcar.

Veamos un desayuno habitual, pero nada saludable:

- Un par de galletas = 4 terrones y medio de azúcar.
- Yogur bebible azucarado de sabores = 3 terrones y medio.
- Bebida chocolateada con leche = 3 terrones.

Azúcar total ingerido: 13 terrones, más del doble permitido, solo en el desayuno

Pongamos un ejemplo supuestamente más «saludable»:

- Yogur (mi primer yogur) = 2 terrones.
- Cereales de desayuno = 4 terrones.
- Zumo de fruta = 8 terrones y medio.

Azúcar total ingerido en el desayuno «saludable»: 14 terrones y medio, más que el anterior, y esto cada día y con los más «peques».

Por si fuera poco, el azúcar (fructosa y sacarosa) añadido a la dieta produce alteraciones importantes en el equilibrio de la microbiota. El consumo habitual de azúcares simples desequilibra las proporciones adecuadas de las diferentes familias que forman nuestra microbiota intestinal, haciéndonos propensos a la inflamación y la obesidad.

Según un estudio de Yale,[100] el consumo habitual de azúcar interfiere en la producción de una proteína que facilita la colonización de nuestro intestino por parte de los *Bacteroides thetaiotaomicron*. Por tanto, les impide quedarse a vivir en perfecta armonía con otros miembros de la microbiota.

Concretemos

1. El azúcar no solo está en el azucarero; se esconde en todo tipo de seudoalimentos y bebidas que la indus-

tria alimentaria elabora para crear adicción y consumidores fieles al producto.

2. El azúcar tiene otros nombres con el fin de engañar al consumidor: fructosa, sirope, dextrina, maltodextrina, jarabe o almidón modificado, entre otros.
3. Las recomendaciones oficiales sobre el consumo de azúcar permitido son tímidas y poco realistas, demasiado permisivas en el contexto de una civilización occidental «inflamada». Se pueden hacer excepciones, pero nunca normalizar su consumo a diario.
4. Los productos infantiles son los más susceptibles de ir cargados de azúcares. El resultado es que l@s niñ@s se acostumbran a un nivel de dulce que ningún alimento natural puede superar. ¿Quién va a querer fruta si tiene algo más dulce al alcance? Hay que acostumbrarl@s a comer fruta en crudo o repostería elaborada con esta. Probad con dátiles para preparar pasteles, bollos o galletas.

Carnes rojas

Las autoridades sanitarias recomiendan comer la menor cantidad posible de carne roja y sus derivados. Todos lo hemos oído alguna vez, pero ¿por qué motivo lo desaconsejan?

La sostenibilidad es una máxima que debemos integrar en nuestro ADN: no es sostenible seguir manteniendo tantas cabezas de ganado como las existentes, y mucho menos aumentarlas.

No podemos permitirnos la cantidad de gases de efecto invernadero que generan: sus flatulencias provocan un aumento de la temperatura del planeta, sus purines no se gestionan de forma adecuada y contaminan los acuíferos y las aguas subterráneas del planeta dañando los ecosistemas que nos rodean y los que están en el otro extremo del planeta.

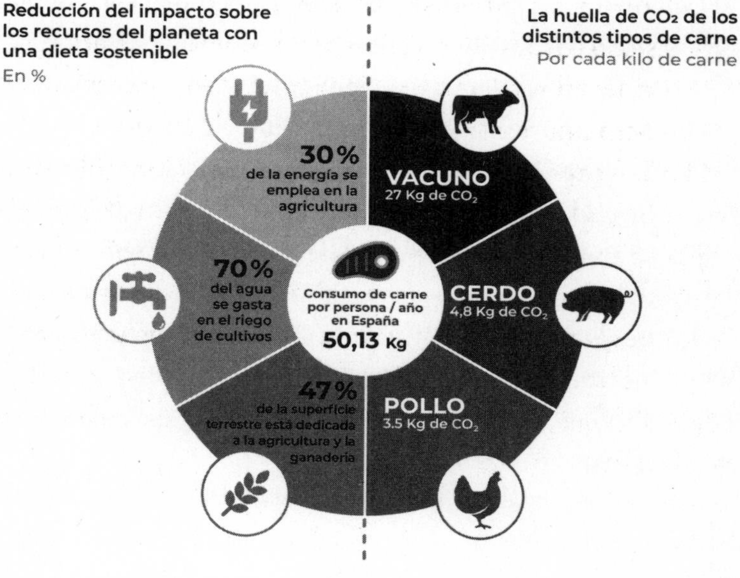

Si se consume proteína animal debe potenciarse el animal pequeño, mucho más sostenible y saludable. Consumir carne de ave reduciría drásticamente los niveles de gases invernadero.

Pero ¿por qué es más saludable la carne de animales pequeños como las aves que la de animales grandes?

Antes de responder a esta pregunta, un poco de historia evolutiva. Nuestros antepasados sufrieron cambios genéticos, es decir, adaptaciones evolutivas, para enfrentarse a los desafíos de un entorno cambiante. Una de esas adaptaciones fue la pérdida de una enzima que nos ayudaba a digerir ciertos alimentos, pero que, según las hipótesis, nos dejaba indefensos o más susceptibles a contagiarnos de diversos virus.[101]

Las carnes rojas contienen un tipo de azúcar llamado ácido siálico que no podemos digerir correctamente. Se desconoce si esa incapacidad para digerirlo bien afecta a toda la población humana, pues faltan estudios que proporcionen datos concretos. En cualquier caso, aplicamos el principio de cautela y desaconsejamos un consumo relajado de carnes rojas para evitar los problemas que causa la acumulación de ácido siálico en nuestro intestino, un efecto conocido como xenosialitis.[102]

La acumulación de este azúcar en el intestino lo inflama y favorece la instauración de una inflamación crónica intestinal que acabe en un cáncer de colon, uno de los más habituales y problemáticos de hoy en día.

Los datos parecen sugerir implicaciones patológicas de la acumulación de Neu5Gc y la inflamación posterior que genera, derivadas del consumo de carnes rojas o alimentos que contienen ácido siálico, en el desarrollo de la aterosclerosis y el cáncer.

Es decir, que la pérdida de una enzima (la CMAH) durante la evolución de nuestra especie impide que metabolicemos bien el azúcar (ácido siálico o Neu5Gc) que contiene la carne de cordero, ternera o cerdo, y la acumulación de ese ácido siálico en el organismo da lugar a ateroesclerosis y diferentes tipos de cáncer.

Esta es la principal causa que relaciona el cáncer con el consumo de carnes rojas y sus derivados, a pesar de que con frecuencia se señala como responsables a los conservantes (nitritos) que contienen los derivados cárnicos. Curiosamente, no se establece esta relación en el caso de otros alimentos que contienen los mismos conservantes.

No estoy diciendo que los conservantes cárnicos no sean en parte responsables de favorecer el desarrollo de cáncer, pero probablemente el grueso de la culpa recae en el ácido siálico que contienen.

Las carnes rojas no son los únicos alimentos que contienen ácido siálico. Los lácteos también lo tienen, pero faltan estudios para determinar el impacto real que tiene en nuestra salud.[103]

Alimentos con ácido siálico

- Caviar (445-530 µg/g)
- Carne de res (25-231 µg/g)
- Queso de cabra (40 µg/g)
- Queso de vaca (10-22 µg/g)
- Carne de cerdo (7-40 µg/g)
- Carne de cordero (14 µg/g)
- Leche entera (2 µg/g)

A partir de lo que sí sabemos, si queremos sofocar cualquier conato de inflamación, nada de caviar para desayunar, mejor lo reservamos para ocasiones excepcionales. Y, poniéndonos serios, además de eliminar o reducir al máximo las carnes rojas (cordero, cerdo y ternera) de nuestra dieta debemos controlar el consumo de queso o eliminarlo.

Solanáceas

Las solanáceas son un grupo de plantas que contienen unos principios activos llamados alcaloides. Hace tiempo que los alcaloides vienen relacionándose con distintos problemas hepáticos y de salud. Por ejemplo, desde 1924 la solanina, un alcaloide de la patata, ha protagonizado diversos episodios de intoxicación tras el consumo de patatas, con consecuencias de leves a graves, incluyendo el fallecimiento de algún intoxicado. En la mayoría de los casos se habían consumido patatas verdes o inmaduras.[104]

La realidad es que las diferentes variedades y su distribución mundial dificultan el estudio preciso de los alcaloides que contienen y, a pesar de los informes y estudios de la Agencia Europea de Seguridad Alimentaria, siguen existiendo muchas lagunas de conocimiento.

Si nos centramos en la patata, el tomate, el pimiento y la berenjena, estos son los alcaloides que encontramos:

Patata (*Solanum tuberosum*): Contiene α-chaconina y α-solanina (compuestas por la solanidina aglicona y chacotriosa y solatriosa, respectivamente).

Berenjena (*S. melongena*): Contiene α-solamargina y α-solasonina (compuestas por la solasodina aglicona y chacotriosa y solatriosa, respectivamente).

Tomate (*S. lycopersicum*): Sus compuestos principales son la α-tomatina y la α-deshidrotomatina.

Pimiento (*Capsicum annuum*): Contiene principalmente capsaicina.

Para reducir al máximo los problemas relacionados con las papas y sus alcaloides, nunca deben guardarse en la nevera crudas, pues los niveles de solanina aumentan.[105] Hay que pelarlas y ponerlas en remojo antes de cocinarlas, al menos cuatro horas, desechar el agua de remojo y cocinarlas bien.

Las partes verdes o germinadas de la patata son concentraciones de solanina, que es nociva para el hígado y para la permeabilidad intestinal. Hay que desechar esas partes utilizando un cuchillo para retirar al menos 3 mm por debajo de la zona verde o germinada para reducir la toxicidad.

No debemos olvidar la carga glicémica de la patata, es decir, cómo se traduce en glucosa en nuestro organismo. Por eso es mejor no abusar de ella y, si se come, enfriarla antes de consumirla. El motivo por el que se recomienda enfriarla en la nevera es que cuando alcanza 4 °C, su almidón sufre un cambio muy interesante: se transforma en almidón resistente, con un efecto prebiótico superior y con menos capacidad de transmutarse en glucosa en nuestra sangre.

Las patatas lilas tienen un potencial antiinflamatorio muy superior al de cualquier otra patata. Sus polifenoles ayudan a reducir los marcadores inflamatorios y a prevenir enfermedades.[106]

RESUMEN «PATATERO»

1. Pela las patatas extrayendo las zonas verdes y las partes germinadas.
2. Ponlas en remojo peladas y cortadas cuatro horas para disminuir antinutrientes y tóxicos.
3. Escoge variedades de montaña o con color; moradas o rojas, por su aporte de polifenoles beneficiosos para nuestra microbiota.
4. No las comas recién cocinadas; guárdalas en la nevera y recaliéntalas al día siguiente si es un guiso o cómelas frías si están en ensalada o tortilla. De esa forma no aumentará nuestro nivel de azúcar en sangre y daremos de comer a nuestra microbiota intestinal.

En cuanto al tomate y la berenjena, apenas se han dado casos de intoxicación alimentaria, y nunca graves. Sí existen algunos estudios que muestran alteraciones del tamaño hepático en roedores (con variaciones dependiendo de si son hámsters o ratas).[107]

No es lo mismo comer los tomates verdes que comerlos maduros. El contenido de licopeno y betacarotenos aumenta a medida que maduran, mientras que si los consumimos verdes o inmaduros son ricos en tomatina y clorofila.[108]

Si queremos aprovechar el licopeno y sus cualidades antiinflamatorias, cocinado y con grasa, o lo que es lo mismo, en forma de salsa casera de tomate, al horno o a la plancha es como mejor absorberemos este principio activo tan beneficioso para la próstata o las glándulas suprarrenales.[109]

Aun así, tomates y pimientos pueden aumentar la permeabilidad intestinal.[110, 111]

Los pimientos (y el resto de las solanáceas) son también responsables de numerosas reacciones alérgicas leves, como erupciones, picor en la garganta, urticaria o, en casos graves, dificultad para respirar.[112]

Por eso aconsejo valorar nuestra reacción a las solanáceas. Se puede evaluar de dos formas: comparando las IGEs (inmunoglobulinas del tipo E en análisis) previas y posteriores a un periodo de un par de meses sin consumirlas o valorando las sensaciones y síntomas en el periodo de descanso y al reintroducirlas en la dieta una a una después.

Estos alimentos no son adecuados si tienes enfermedades autoinmunes[113, 114] o acabas de recibir algún tratamiento que te ha dejado el intestino alborotado y produces heces pastosas.

Las heces pastosas indican que tenemos el intestino inflamado y que este no puede realizar la absorción de nutrientes de manera adecuada, es decir, que tenemos un problema serio que solucionar.

En resumen:

- ✓ No hay que abusar de las patatas. Deben consumirse combinadas con verduras, sin partes verdes o germinados visibles, cocinándolas bien y enfriándolas en la nevera antes de consumirlas. Escoger variedades con color (lilas): son más antiinflamatorias.
- ✓ Los tomates nos proporcionan mejor sus propiedades antiinflamatorias cuando se cocinan con algo de aceite. Mejor tomarlo cocinado fuera de temporada y bien maduro durante el verano.
- ✓ Valorar un tiempo sin solanáceas para comprobar cambios o sensaciones.
- ✓ No consumir si se tiene activo algún proceso de tipo autoinmune.

Las combinaciones sí importan

Este es uno de los errores más habituales, no tener en cuenta cómo combinamos nuestros menús, comidas o platos. A menudo veo comidas de un único plato contundente, como si eso bastara.

Por ejemplo, cuando hay pasta, paella o pizza, muchas familias toman solo ese plato debido a su contundencia calórica, pero es una mala idea. Siempre será mejor combinarlo con algún alimento rico en polifenoles o fibra saludable para reducir los efectos negativos o proinflamatorios del plato contundente.[115]

Si decido comer paella o pizza, mejor empezar con una

buena ensalada variada y colorida para reducir la inflamación de la sobremesa. O si me preparo un bocadillo, no será lo mismo si es de jamón de pavo que si lleva pavo, lechuga, tomate y tapenade de aceitunas. Además de estar mucho más rico y de saciarme más, producirá menos inflamación y menos respuesta de insulina en sangre, ahorrándole estrés al páncreas.

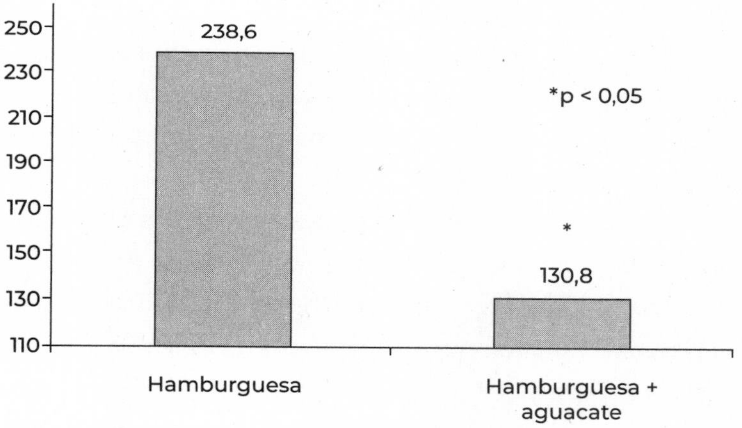

<www.scielo.org.mx/img/revistas/mim/v34n6//0186-4866-mim-34-06-840-gf3.png>. Se puede observar la diferencia de productos que han reaccionado oxidándose y facilitando más degradación y preinflamación en una hamburguesa convencional de comida rápida y la misma hamburguesa con 68 g de aguacate. Cuando no incluimos aguacate, los productos reactivos negativos al consumirla casi doblan los de la hamburguesa con aguacate.[116]

Combinar o introducir especias en nuestros platos es clave

Es posible que en los últimos años se haya reducido la utilización de las especias en la cocina. Nuestras abuelas utilizaban con prodigalidad y regularidad estas medicinas humildes pero efectivas en los platos que cocinaban.

Aparte de por el sabor que le dan a la comida, es muy aconsejable utilizar estas fuentes de salud por su efecto benéfico en nuestro organismo. No cuesta tanto: puedes ponerlas en una repisa de la cocina o en el balcón para tenerlas siempre a tu disposición, y no hace falta ser un experto en plantas. Tengo amigos que son incapaces de mantener viva una planta más de unas semanas, pero que tienen su huertecito de plantas aromáticas sin problema.

Puedes comprar las especias a granel en un herbolario o en tiendas especializadas y guardarlas en casa en frascos de vidrio o puedes optar por hacer maceraciones en aceite con plantas aromáticas secas.

Elaborar nuestros propios aceites medicinales es una tarea fácil, eficaz y gratificante. Macerar especias con propiedades medicinales, como la cúrcuma, el jengibre, el clavo, la pimienta de Cayena o el laurel, entre otros, es una de las actividades más inteligentes que podemos realizar en nuestra casa. Solo tenemos que mezclar en pequeñas aceiteras un buen aceite de oliva orgánico virgen y las especias que vayamos a utilizar.

Debemos asegurarnos de que las especias estén bien secas o colarlas para evitar la formación de hongos o mohos que estropeen el aceite. Aunque describiré las propiedades de las especias por separado, puedes mezclar las que quieras para las maceraciones. Aconsejo que no sean más de cinco, pues los sabores y aromas se vuelven confusos y la sinergia (efecto potenciador de los principios activos) no es tan buena si la variedad es excesiva.

Aunque el tiempo óptimo para obtener una buena maceración en aceite ronda las 3 o 4 semanas en un lugar con temperatura estable y sin luz directa del sol u otras fuentes de luz, a las dos semanas ya podrás disfrutar de un aceite con mucho aroma y sabor y una buena dosis de principios activos. Será el toque perfecto y distinguido para tus platos, con el añadido de saber que ese aceite no hará sino mejorar tu salud.[117]

Las recetas de aceites están pensadas para aceiteras de 200-250 mm o, si se utilizan directamente sobre los platos, se añade una cucharadita por persona o cada uno según su gusto.

Aceite de jengibre

Muchos piensan que el jengibre es uno de esos nuevos alimentos surgidos de la globalización, y no se equivocan del todo... Porque se trata de la globalización que los romanos iniciaron hace siglos. Ya en el siglo XVI, Europa importaba más de dos mil toneladas de jengibre de Asia.

El aceite macerado en jengibre es ideal si no te gusta su sabor. Confiere un ligero toque picante, pero no ese sabor tan intenso que a veces crea rechazo. Este aceite tendrá las propiedades antiinflamatorias del jengibre y las del aceite de oliva. Reduce el dolor de la artrosis y es un excelente regulador del ácido clorhídrico del estómago, tanto si se tiene hipoclorhidria como úlceras estomacales.[118]

El jengibre repara el daño oxidativo, reduce la inflamación, calma las náuseas y los vómitos, además de ser útil para el asma, en procesos cancerígenos, demencias, diabetes o problemas cardiovasculares.

Es muy probable que si se tiene hipoclorhidria se padezca

de asma —el 80 % de los casos de asma se deben a una baja producción de ácido clorhídrico—, y el jengibre mejora la sintomatología siempre que se utilicen cantidades elevadas o buscando los límites máximos de tolerancia personal.

Es eficaz en la reducción de la celulitis y muchos estudios destacan su acción positiva en la protección neuronal. Con 1-3 g al día durante 12 semanas se consiguieron resultados muy positivos en diferentes estudios que formaban parte de un metaanálisis,[119] tanto en procesos inflamatorios, reduciendo marcadores inflamatorios como la PCR o el marcador de necrosis tumoral alfa (TNF-α), como en procesos de osteoartritis, aumentando la movilidad articular.

- Podría decirse que el jengibre es un medicamento disfrazado de alimento-especia.[120]
- Es diaforético (produce calor), propiedad ideal cuando estás resfriado o has cogido frío y necesitas entonar el cuerpo. El efecto térmico también aumenta el gasto calórico y facilita la pérdida de peso.
- Antiemético. Reduce los mareos, las náuseas y los vómitos incluso en el embarazo. Con 1,5 g de jengibre bastará para reducirlos o anularlos.
- Digestivo. Reduce la flatulencia y mejora la producción de ácido clorhídrico en el estómago, lo que permite que el intestino reciba el bolo alimenticio de forma adecuada para su correcta absorción y aprovechamiento. Es efectivo contra la dispepsia crónica o la mala digestión permanente.
- Reduce la duración del dolor muscular producido por el ejercicio, tal como se pudo comprobar en un estudio

en el que los participantes consumieron 2 g de jengibre durante 11 días seguidos.

- Es un excelente aliado para mejorar el tratamiento de la diabetes tipo 2. En un estudio publicado en 2015 se pudo comprobar que 2 g de jengibre reducían el nivel de glucosa en sangre un 12 %, la relación de apolipoproteínas (ApoB/ApoA1) en un 28 % y las lipoproteínas oxidadas en sangre en un 23 %. Todos ellos son parámetros para determinar la existencia de problemas cardiovasculares.
- Útil para las mujeres que padecen de dolor menstrual. Es tan eficaz para la reducción del dolor como el ibuprofeno, si se toma 1 g durante los tres primeros días del periodo.
- Podría ser eficaz contra determinados tipos de cáncer si se administran 2 g diarios, gracias a su contenido en jengirol-6. El cáncer de mama, ovarios y páncreas serían los posibles beneficiados al tomar jengibre.
- Estudios en animales apuntan a que podría mejorar la respuesta contra el alzhéimer, reduciendo la inflamación y mejorando la memoria y la concentración.
- Y, por último, muestra eficacia en el tratamiento de la gingivitis, la periodontitis, la faringitis y las infecciones respiratorias.

Estas serían algunas formas de utilizar el jengibre:

- Fresco, laminado o rallado en cualquier plato que elaboremos.
- Seco o en polvo para cremas, caldos, infusiones o donde prefieras (menos potente que el fresco).

- Licuado. Se puede comprar o podemos hacerlo en casa para añadirlo a lo que quieras, incluso en el agua fresca (yo se lo pongo incluso al agua con gas).
- En cápsulas. Entre 1 y 3 al día es suficiente, aunque se puede aumentar la dosis por prescripción de un profesional. Sin duda es la mejor opción si no te gusta su sabor.

Aceite al ajo

La base es el ajo, pero puedes combinarlo con otras especias. El aceite con ajo laminado es una delicia para acompañar verduras, carnes y pescados. Para que los principios activos del ajo se liberen mejor es necesario machacarlos y dejarlos macerar en aceite unos 28 días. Luego hay que filtrarlo para que no se estropee y tendrás un delicioso aceite con propiedades antisépticas y antiinflamatorias.

El ajo también reduce la inflamación[121, 122, 123] gracias a un principio activo, la alicina. Sus propiedades aumentan si escogemos ajo envejecido (ajo negro), según un metaanálisis de 2020,[124] sobre todo en lo referente a los efectos antiinflamatorios, y reduce el marcador PCR y el TNF-α.

El ajo potencia la producción de antioxidantes endógenos, como la superóxido dismutasa (SOD) o el glutatión (GSH), importantes no solo contra la oxidación y el envejecimiento, sino también a nivel inmunológico, pues mejoran el reconocimiento de los virus y los combate.

Aceite con guindilla

La guindilla le dará un toque picante al aceite. Si añades las guindillas secas partidas, se liberará más cantidad de principio activo (capsaicina), que añadirá al aceite un plus de efecto antiinflamatorio,[125] aunque su sabor será más picante. Además, mejorará la digestión, pues estimula la secreción de los jugos digestivos.

Es ideal para combinar con ensaladas, verduras, carnes o pescados. Tiene un efecto termogénico que ayuda a perder peso con más facilidad.

Se ha comprobado que la aplicación tópica de capsaicina alivia el dolor en artritis, neuralgia posoperatoria, neuropatía diabética y psoriasis. Los efectos benéficos de la capsaicina sobre el sistema gastrointestinal incluyen la acción estimulante digestiva y la modulación de la ultraestructura intestinal para mejorar la permeabilidad a los micronutrientes.[126]

Aceite al tomillo

Contiene timol y pequeñas cantidades de otros nutrientes, como potasio, vitamina A, vitamina C y magnesio. Según un estudio científico realizado en 2019 en Barcelona por el Hospital del Mar, el aceite de oliva enriquecido con polifenoles del tomillo redujo los radicales libres y se dedujo que podría ser útil en el tratamiento de las enfermedades cardiovasculares y la artritis y para reparar daños del ADN.

Es ideal para sopas, cremas, carnes y pescados. Este aceite aromático y muy mediterráneo tiene propiedades antisépticas.

Combate los microorganismos patógenos que afectan a las vías respiratorias y, por tanto, una buena forma de prevenir las infecciones respiratorias es introducir en tus platos el aceite al tomillo o la especia en seco. Para su preparación, solo es necesario que maceres 15 g de tomillo en el aceite y esperes 2-3 semanas, pero cualquier cantidad de tomillo adicionado al aceite empezará a transmitir beneficios desde el minuto uno.

Aceite al romero y limón

El ácido rosmarínico y el ácido carnósico son los polifenoles que le confieren propiedades antiinflamatorias a esta hierba mediterránea.[127, 128] Tanto en estudios con animales como *in vitro* su efecto antiinflamatorio ha sido positivo en casos de dermatitis, psoriasis, osteoartritis, asma o gingivitis.[129, 130, 131]

El romero seco, el limón fresco, en rodajas un poco chafadas para que suelten el zumo. Espera 5 semanas y disfruta de este aceite que favorece una buena digestión de las grasas al facilitar la producción y el tránsito de bilis al intestino. Es un aceite que mejorará platos de pescado, marisco y ensaladas.

Aceite a la albahaca

Después de macerar la albahaca fresca se cuela el aceite, que te recordará a la salsa pesto. Con 30 g de albahaca tienes suficiente para que quede un aceite aromatizado, aunque yo le pongo más cantidad. Me gusta el sabor que da a verduras, pescados y ensaladas. Es un aceite muy digestivo, antiinflamatorio y contiene vitamina K.

Canela (*Canela cassia*)

Nunca he macerado canela en aceite, ni falta que hace. Los beneficios antiinflamatorios de la canela se pueden aprovechar con cantidades modestas añadidas a cualquier plato. Entre 1-4 g por día (1 cucharada) son suficientes. Existen estudios que demuestran que los pacientes que durante semana y media consumieron cantidades similares redujeron los marcadores inflamatorios.[132]

Se pueden beneficiar de la canela los pacientes con diabetes, hígado graso no alcohólico y artritis reumatoide.[133]

5

Menús antiinflamatorios para cada estación del año

Dieta Invierno. Omnívora. 3 comidas

	LUNES	MARTES	MIÉRCOLES
Desayuno	Yogur de cabra con puñado de semillas remojadas y arándanos	Porridge de trigo sarraceno en copos con canela, bebida vegetal de almendras con una pera y 1 cda* *ghee*	Pudin de chía, leche de coco, arándanos y coco rallado
Media mañana	Infusión de té verde y jengibre	Infusión de té verde y jengibre	Infusión de té verde y jengibre
Comida	Encurtidos Wok de pollo con lentejas coral, zanahoria, cebolla, brócoli y ajos tiernos, curri y sal 1 cda Aove	Encurtidos Salteado de setas, espárragos y cebolla, con arroz basmati, conejo al ajillo y germinados 1 cda *ghee*	Endivias con pepinillos y nueces, Aove Contramuslos de pollo al ajillo con canónigos 1 cda Aove
Merienda	Infusión	Infusión	Infusión
Cena	Crema de calabacín y zanahoria con ½ vaso Aove, tomillo y romero Caballa a la plancha, ajo y perejil	Quinoa con calabaza, rúcula y pollo, comino, ajo y sal 1 cda Aove Huevos plancha con ajos tiernos salteados	Sopa de cebolla con levadura nutricional y germinados con tomillo 1 cda Aove Bacalao al horno con ajos tiernos y zanahoria

* cda: cucharada.

JUEVES	VIERNES	SÁBADO	DOMINGO
Huevos revueltos con setas acompañados de rúcula, aguacate y mango	Tazón de leche de coco con fruta (manzana, pera, frambuesas), canela y nueces remojadas	Pan de trigo sarraceno con aguacate, *ghee* y compota de pera	2 creps de plátano y huevo con canela rellenas de *ghee* y compota de manzana
Infusión de té verde y jengibre	Infusión de té verde y jengibre	Infusión de té verde y jengibre	Infusión de té verde y jengibre
Encurtidos Canónigos, pepino, zanahoria y manzana con vinagreta Magret de pato con rúcula y arándanos	Ensalada de espinacas, manzana y chucrut Hígado de pollo encebollado y manzana pochada 1 cda Aove	Encurtidos Brócoli, puerro salteados con hamburguesas de pollo plancha y boniato al horno 3 cdas Aove	Encurtidos Wok de verduras (col rizada, cebolla, zanahoria, calabaza) y salmón acompañado de un bol de quinoa 2 cdas Aove
Infusión	Infusión	Infusión	Infusión
Crema de calabaza, zanahoria, cebolla y puerro 1 cda aceite de coco Merluza al vapor con cebolla pochada 1 cda Aove	Salteado de verduritas (judía, zanahoria, guisantes y cebolla) Lubina al horno con sal, tomillo y Aove	Brócoli vapor con Aove Fajitas de pollo y cebolla con hojas col rizada al toque de tamari	Espaguetis de boniato o calabaza con espárragos y pollo salteados 1 cda *ghee*

Dieta Invierno. Vegetariana. 3 comidas

	LUNES	MARTES	MIÉRCOLES
Desayuno	Infusión Kukicha + *ghee* o aceite de coco virgen Yogur de coco con 2 kiwis + canela	Infusión Kukicha + *ghee* o aceite de coco virgen Crema de calabaza y canela + ½ vaso de Aove	Infusión Kukicha + *ghee* o aceite de coco virgen Salteado de manzana, almendras con jengibre, canela y aceite de coco
Media mañana	Infusión de té verde y jengibre	Infusión de té verde y jengibre	Infusión de té verde y jengibre
Comida	Pepinillos en vinagre de manzana Quinoa con espárragos trigueros, cebolla y espinacas baby Mugcake	Pepinillos en vinagre de manzana Brócoli con bechamel de coco, levadura de cerveza Quorn a la plancha con provenzales	Encurtidos Lasaña de calabacín a láminas con boloñesa de lentejas Yogur de coco
Merienda	Infusión	Infusión	Infusión
Cena	Brócoli y huevo duro con salsa de tahini y limón Tofu a la plancha con cúrcuma y limón	Caldo de kombu y verduras con jengibre con huevo Calabacín relleno de setas, nueces y cebolla + Aove y romero	Caldo de kombu y verduras con germinados de brócoli Huevos poché con orégano y pan sarraceno

JUEVES	VIERNES	SÁBADO	DOMINGO
Infusión Kukicha + *ghee* o aceite de coco virgen Compota de arándanos con chips de coco y nueces	Infusión Kukicha + *ghee* o aceite de coco virgen Plátano verde salteado con aceite de coco + canela	Infusión Kukicha + *ghee* o aceite de coco virgen Tostadas de trigo sarraceno con aguacate y rúcula + Aove	Infusión Kukicha + *ghee* o aceite de coco virgen Revuelto de huevos con tomillo y romero
Infusión de té verde y jengibre	Infusión de té verde y jengibre	Infusión de té verde y jengibre	Infusión de té verde y jengibre
Pepinillos en vinagre de manzana Cuscús de coliflor escaldada con zanahoria, espárragos, cebolla y ajo Puñado de frutos secos	Aceitunas Tostadas de trigo sarraceno con tahini, aguacate y germinados de brócoli Kiwi	Caldo de cebolla, ajo, coliflor, brócoli Humus de lenteja roja Huevos poché con hierbabuena y Aove	Caldo de cebolla, ajo, coliflor, brócoli Corazones de alcachofa salteados con cebolla Tortilla de zanahoria y puerro
Infusión	Infusión	Infusión	Infusión
Salteado de ajos tiernos con perejil Tortilla al orégano	Salteado judías verdes, sésamo con tomillo Tempeh de soja salteada con aceite de coco	Caldo de huesos con alga wakame y puerro, nabo y chirivía Azuquis con calabaza y cebolla, con semillas	Caldo de kombu y verduras con germinados de cebolla Wraps de col kale con olivada y cebolla salteada + Aove

Dieta Invierno. Omnívora. 2 comidas (ayuno mañanas)

	LUNES	MARTES	MIÉRCOLES
Desayuno	Infusión de té verde y jengibre con *ghee*	Infusión de té verde y jengibre con *ghee*	Infusión de té verde y jengibre con *ghee*
Media mañana	Infusión de té verde y jengibre con aceite coco	Infusión de té verde y jengibre con aceite coco	Infusión de té verde y jengibre con aceite coco
Comida	Encurtidos Wok de pollo con lentejas coral, zanahoria, cebolla, brócoli y ajos tiernos, curri y sal 1 cda Aove Yogur de cabra	Endivias con pepinillos y nueces, Aove Contramuslos de pollo al ajillo con canónigos 1 cda Aove Fruta del tiempo	Encurtidos Salteado de setas, espárragos y cebolla, con arroz basmati, conejo al ajillo y germinados 1 cda *ghee* Kéfir de coco
Merienda	Infusión	Infusión	Infusión
Cena	Crema de calabacín y zanahoria con ½ vaso Aove, tomillo y romero Caballa a la plancha, ajo y perejil con zanahoria escaldada con toque de albahaca	Quinoa con calabaza, rúcula y pollo, comino, ajo y sal 1 cda Aove Huevos plancha con ajos tiernos salteados	Sopa de cebolla con levadura nutricional y germinados con tomillo 1 cda Aove Bacalao al horno con ajos tiernos y zanahoria

JUEVES	VIERNES	SÁBADO	DOMINGO
Infusión de té verde y jengibre con *ghee*	Infusión de té verde y jengibre con *ghee*	Infusión de té verde y jengibre con *ghee*	Infusión de té verde y jengibre con *ghee*
Infusión de té verde y jengibre con aceite coco	Infusión de té verde y jengibre con aceite coco	Infusión de té verde y jengibre con aceite coco	Infusión de té verde y jengibre con aceite coco
Ensalada canónigos, pepino, zanahoria y manzana con vinagreta Magret de pato con rúcula y arroz basmati	Ensalada de espinacas, manzana y chucrut Hígado de pollo encebollado y manzana pochada 1 cda Aove Plátano plancha con canela	Encurtidos Brócoli, puerro salteados con hamburguesas de pollo plancha y boniato al horno 3 cdas Aove Yogur con compota de manzana	Encurtidos Wok de verduras (col rizada, cebolla, zanahoria, calabaza) y salmón acompañado de un bol de quinoa 2 cdas Aove Compota de pera con canela
Infusión	Infusión	Infusión	Infusión
Crema de calabaza, zanahoria, cebolla y puerro 3 cdas aceite de coco Merluza al vapor con cebolla pochada 1 cda Aove	Salteado de verduritas (judía verde, zanahoria, y cebolla) Lubina y chirivía al horno con sal, tomillo y Aove	Brócoli vapor con Aove Fajitas de pollo y cebolla (con hojas col rizada) al toque de tamari	Espaguetis de boniato o calabaza con espárragos y pollo salteados 1 cda *ghee* Gelatina de agar-agar de arándanos y jengibre

Dieta Invierno. Vegetariana. 2 comidas (ayuno mañanas)

	LUNES	MARTES	MIÉRCOLES
Desayuno	Infusión Kukicha + *ghee* o aceite de coco virgen	Infusión Kukicha + *ghee* o aceite de coco virgen	Infusión Kukicha + *ghee* o aceite de coco virgen
Media mañana	Infusión de té verde y jengibre	Infusión de té verde y jengibre	Infusión de té verde y jengibre
Comida	Pepinillos en vinagre de manzana Quinoa con espárragos trigueros, cebolla y espinacas baby Mugcake	Pepinillos en vinagre de manzana Brócoli con bechamel de coco, levadura de cerveza Quorn a la plancha con provenzales	Encurtidos Lasaña de calabacín a láminas con boloñesa de lentejas Yogur de coco con granada
Merienda	Infusión	Infusión	Infusión
Cena	Brócoli y huevo duro con salsa de tahini y limón Tofu a la plancha con cúrcuma y limón Yogur vegetal	Caldo de kombu y verduras con jengibre con huevo Calabacín relleno de setas, nueces y cebolla + Aove y romero Yogur de cabra	Caldo de kombu y verduras con germinados de brócoli Huevos pochados con orégano y pan sarraceno Puñado de semillas tostadas

JUEVES	VIERNES	SÁBADO	DOMINGO
Infusión Kukicha + *ghee* o aceite de coco virgen	Infusión Kukicha + *ghee* o aceite de coco virgen	Infusión Kukicha + *ghee* o aceite de coco virgen	Infusión Kukicha + *ghee* o aceite de coco virgen
Infusión de té verde y jengibre	Infusión de té verde y jengibre	Infusión de té verde y jengibre	Infusión de té verde y jengibre
Pepinillos en vinagre de manzana Cuscús de coliflor escaldada con zanahoria, espárragos, cebolla y ajo Puñado de frutos secos	Aceitunas Tostadas de trigo sarraceno con tahini, aguacate y germinados de brócoli Kiwi	Caldo de cebolla, ajo, coliflor, brócoli Humus de lenteja roja Huevos poché con hierbabuena y Aove Kéfir de coco	Caldo de cebolla, ajo, coliflor, brócoli Corazones de alcachofa salteados con cebolla Tortilla de zanahoria y puerro Manzana salteada con canela y *ghee*
Infusión	Infusión	Infusión	Infusión
Salteado de ajos tiernos con perejil Tortilla al orégano Yogur vegetal	Salteado judías verdes, sésamo con tomillo Tempeh de soja salteada con aceite de coco Yogur de oveja	Caldo de huesos con alga wakame y puerro, nabo y chirivía Azuquis con calabaza y cebolla, con semillas Puñado de nueces	Caldo de kombu y verduras con germinados de cebolla Wraps de col kale con olivada y cebolla salteada + Aove Kéfir de cabra

Dieta Invierno. Omnívora. 2 comidas (ayuno cenas)

	LUNES	MARTES	MIÉRCOLES
Desayuno	Huevos pasados por agua Yogur de cabra con puñado de semillas remojadas y arándanos	Porridge de trigo sarraceno en copos con canela, bebida vegetal de almendras con una pera y plátano 1 cda *ghee*	Boniato horno con canela Pudin de chía, leche de coco, arándanos y coco rallado
Media mañana	Infusión de té verde y jengibre con aceite coco o *ghee*	Infusión de té verde y jengibre con aceite coco o *ghee*	Infusión de té verde y jengibre con aceite coco o *ghee*
Comida	Encurtidos Wok de pollo con lentejas coral, zanahoria, cebolla, brócoli y ajos tiernos, curri y sal 1 cda Aove Yogur de cabra	Endivias con pepinillos y nueces, Aove Contramuslos de pollo al ajillo con canónigos 1 cda Aove Fruta del tiempo	Encurtidos Salteado de setas, espárragos y cebolla, con arroz basmati, conejo al ajillo y germinados 1 cda *ghee* Kéfir de coco
Merienda	Infusión	Infusión	Infusión
Cena opcional	Caldo huesos o verduras	Caldo huesos o verduras	Caldo huesos o verduras

JUEVES	VIERNES	SÁBADO	DOMINGO
Huevos revueltos con setas acompañados de rúcula, aguacate y mango Yogur de oveja	Tortilla francesa al orégano Tazón de leche coco, con fruta (manzana, pera, frambuesas) canela y nueces remojadas	Pan de trigo sarraceno con aguacate, *ghee* y compota de pera Yogur griego	2 creps de plátano y huevo con canela rellenas de *ghee* y compota de manzana Kéfir de coco
Infusión de té verde y jengibre con aceite coco o *ghee*	Infusión de té verde y jengibre con aceite coco o *ghee*	Infusión de té verde y jengibre con aceite coco o *ghee*	Infusión de té verde y jengibre con aceite coco o *ghee*
Ensalada canónigos, pepino, zanahoria y manzana con vinagreta Magret de pato con rúcula y arroz basmati	Ensalada de espinacas, manzana y chucrut Hígado de pollo encebollado y manzana pochada 1 cda Aove Plátano plancha con canela	Encurtidos Brócoli, puerro salteados con hamburguesas de pollo plancha y boniato al horno 3 cdas Aove Yogur con compota de manzana	Encurtidos Wok de verduras (col rizada, cebolla, zanahoria, calabaza) y salmón acompañado de un bol de quinoa 2 cdas Aove Compota de pera con canela
Infusión	Infusión	Infusión	Infusión
Caldo huesos o verduras	Caldo huesos o verduras	Caldo huesos o verduras	Caldo huesos o verduras

Dieta Invierno. Vegetariana. 2 comidas (ayuno cenas)

	LUNES	MARTES	MIÉRCOLES
Desayuno	Infusión Kukicha + *ghee* o aceite de coco virgen Revuelto de espinacas y manzana Yogur de coco con 2 kiwis + canela	Infusión Kukicha + *ghee* o aceite de coco virgen 2 huevos poché con pan de quinoa Crema de calabaza y canela + ½ vaso de Aove	Infusión Kukicha + *ghee* o aceite de coco virgen Salteado de manzana, almendras con jengibre, canela y aceite de coco Batido de plátano, nueces, aguacate y leche de coco
Media mañana	Infusión de té verde y jengibre	Infusión de té verde y jengibre	Infusión de té verde y jengibre
Comida	Pepinillos en vinagre de manzana Quinoa con espárragos trigueros, cebolla y espinacas baby Mugcake	Pepinillos en vinagre de manzana Brócoli con bechamel de coco, levadura de cerveza Quorn a la plancha con provenzales acompañado de pasta de trigo sarraceno al pesto	Encurtidos Lasaña de calabacín a láminas con boloñesa de lentejas Yogur de coco con granada
Merienda	Infusión	Infusión	Infusión
Cena opcional	Caldo de verduras y alga kombu con jengibre	Caldo de verduras y alga kombu con jengibre	Caldo de verduras y alga kombu con jengibre

JUEVES	VIERNES	SÁBADO	DOMINGO
Infusión Kukicha + *ghee* o aceite de coco virgen Pan sarraceno con *ghee* y compota de arándanos con chips de coco y nueces Chocolate negro 80%	Infusión Kukicha + *ghee* o aceite de coco virgen 2 creps de huevo y plátano verde salteado con aceite de coco + canela	Infusión Kukicha + *ghee* o aceite de coco virgen Tostadas de trigo sarraceno con aguacate, queso de cabra fresco y rúcula + Aove Mandarinas	Infusión Kukicha + *ghee* o aceite de coco virgen Revuelto de huevos con tomillo y romero Macedonia de fruta con kéfir de coco y canela
Infusión de té verde y jengibre	Infusión de té verde y jengibre	Infusión de té verde y jengibre	Infusión de té verde y jengibre
Pepinillos en vinagre de manzana Cuscús de coliflor escaldada con zanahoria, espárragos, aceitunas negras, cebolla y ajo Puñado de frutos secos	Aceitunas y queso vegano Tostadas de trigo sarraceno con tahini, aguacate y germinados de brócoli Kiwi	Caldo de cebolla, ajo, coliflor, brócoli Humus de lenteja roja con pan de teff para dipear Huevos poché con hierbabuena y Aove Kéfir de coco	Caldo de cebolla, ajo, coliflor, brócoli Corazones de alcachofa salteados con cebolla al toque de orégano Tortilla de zanahoria y puerro con provenzales Manzana salteada con canela y *ghee*
Infusión	Infusión	Infusión	Infusión
Caldo de verduras y alga kombu con jengibre	Caldo de verduras y alga kombu con jengibre	Caldo de verduras y alga kombu con jengibre	Caldo de verduras y alga kombu con jengibre

Dieta Primavera. Omnívora. 3 comidas

	LUNES	MARTES	MIÉRCOLES
Desayuno	Infusión té verde y desmodium y aceite de coco o *ghee* Batido de aguacate, arándanos y papaya con leche de coco o almendras	Infusión té verde y desmodium y aceite de coco o *ghee* Yogur de coco, arándanos y papaya y jengibre	Infusión té verde y desmodium y aceite de coco o *ghee* Aguacate, frambuesas y plátano con hojas de menta y toque de canela
Media mañana	Kombucha	Kombucha	Kombucha
Comida	Endivia o hoja de roble, germinados y aguacate con aceitunas negras Guisantes salteados con cebolla, zanahoria y setas de temporada	Canónigos con nueces y aguacate con vinagreta Tortilla de patata (enfriada)	2 huevos plancha y arroz basmati con lechuga hoja de roble, remolacha, germinados y pepinillos
Merienda	Infusión de té kukicha	Infusión de té kukicha	Infusión de té kukicha
Cena	Brócoli vapor con tahini (3 cdas) Contramuslos al ajillo con pan sarraceno	Calabacín plancha al toque de orégano con *ghee* Sepia plancha al ajillo	Endivias plancha con orégano y pepinillos Pescado blanco al orégano plancha con arroz basmati

JUEVES	VIERNES	SÁBADO	DOMINGO
Infusión té verde y desmodium y aceite de coco o *ghee* Batido de yogur griego, nueces, fresas y aguacate con canela y jengibre	Infusión té verde y desmodium y aceite de coco o *ghee* Pan sarraceno y olivada con rúcula	Infusión té verde y desmodium y aceite de coco o *ghee* Aguacate y toque de limón y 2 huevos poché	Infusión té verde y desmodium y aceite de coco o *ghee* Falsas tostadas de calabaza con compota de fruta y queso vegano
Kombucha	Kombucha	Kombucha	Kombucha
Puerro y calabacín a la plancha con perejil Ensalada de trigo sarraceno con pepino, zanahoria, caballa en conserva y calabacín al toque de pesto	Poke bowl de arroz basmati, guisantes, col lombarda, pepinillos, rúcula, germinados, salmón marinado y semillas de calabaza tostadas	*Crackers* de sarraceno con queso de anacardos y canónigos Quinoa salteada con aceite, cebolla y pollo troceado al ajo/ perejil	Ensalada judías verdes hervidas con col lombarda, germinados, nueces Y zanahoria con aceite de oliva Pulpo a la gallega
Infusión de té kukicha	Infusión de té kukicha	Infusión de té kukicha	Infusión de té kukicha
Wok de pollo en tiras, verduritas (calabacín, cebolla y brócoli) y Aove Humus de guisantes con zanahoria para dipear	Caldo de verduras y kombu con jengibre Salteado de espinacas y arroz basmati con piñones	Brócoli vapor con Aove Pavo a la plancha con pepinillos y arroz basmati con provenzales	Taza de caldo verduras y kombu con tomillo y romero Pasta de trigo sarraceno con huevo y brócoli al toque de jengibre y orégano

Dieta Primavera. Vegetariana. 3 comidas

	LUNES	MARTES	MIÉRCOLES
Desayuno	Infusión té verde y desmodium y aceite de coco o *ghee* Batido de aguacate, arándanos y papaya con leche de coco o almendras	Infusión té verde y desmodium y aceite de coco o *ghee* Yogur de coco, arándanos y papaya y jengibre	Infusión té verde y desmodium y aceite de coco o *ghee* Aguacate, frambuesas y plátano con hojas de menta y toque de canela
Media mañana	Kombucha	Kombucha	Kombucha
Comida	Endivia o hoja de roble, germinados y aguacate con aceitunas negras Guisantes salteados con cebolla, zanahoria y setas de temporada	Canónigos con nueces y aguacate con vinagreta Tortilla de patata (enfriada)	2 huevos plancha y arroz basmati con lechuga hoja de roble, remolacha, germinados y pepinillos
Merienda	Infusión de té kukicha	Infusión de té kukicha	Infusión de té kukicha
Cena	Brócoli vapor con tahini (3 cdas) Revuelto al ajillo con pan sarraceno	Calabacín plancha al toque de orégano con *ghee* Salteado de arroz basmatti, cebolla y setas de temporada plancha al ajillo con provenzales	Endivias plancha con orégano y pepinillos Quinoa a la boloñesa (con lentejas)

JUEVES	VIERNES	SÁBADO	DOMINGO
Infusión té verde y desmodium y aceite de coco o *ghee* Batido de yogur griego, nueces, fresas y aguacate con canela y jengibre	Infusión té verde y desmodium y aceite de coco o *ghee* Pan sarraceno y olivada con rúcula	Infusión té verde y desmodium y aceite de coco o *ghee* Aguacate y toque de limón y 2 huevos poché	Infusión té verde y desmodium y aceite de coco o *ghee* Falsas tostadas de calabaza con compota de fruta y queso vegano
Kombucha	Kombucha	Kombucha	Kombucha
Puerro y calabacín a la plancha con perejil Ensalada de trigo sarraceno con pepino, zanahoria, aceitunas, y calabacín al toque de pesto	Poke bowl de arroz basmati, guisantes, col lombarda, pepinillos, rúcula, germinados, algas wakame y semillas de calabaza tostadas	*Crackers* de sarraceno con queso de anacardos y canónigos Quinoa salteada con aceite, cebolla y setas ostra al ajo/perejil	Ensalada judías verdes hervidas con col lombarda, germinados, nueces y zanahoria con aceite de oliva Crep de huevo y plátano macho con levadura de cerveza y orégano
Infusión de té kukicha	Infusión de té kukicha	Infusión de té kukicha	Infusión de té kukicha
Wok de verduritas (calabacín, cebolla y brócoli) y aceitunas. Aove Humus de guisantes con zanahoria para dipear	Caldo de verduras y kombu con jengibre Salteado de espinacas y arroz basmati con piñones	Brócoli vapor con Aove Ensalada de guisantes, aceitunas, zanahoria, pepinillos y arroz basmati con provenzales	Taza de caldo verduras y kombu con tomillo y romero Pasta de trigo sarraceno con huevo y brócoli al toque de jengibre y orégano

Dieta Primavera. Omnívora. 2 comidas (ayuno mañanas)

	LUNES	MARTES	MIÉRCOLES
Desayuno	Infusión té verde y desmodium y aceite de coco o *ghee*	Infusión té verde y desmodium y aceite de coco o *ghee*	Infusión té verde y desmodium y aceite de coco o *ghee*
Media mañana	Kombucha	Kombucha	Kombucha
Comida	Endivia o hoja de roble, germinados y aguacate con aceitunas negras Guisantes salteados con cebolla, zanahoria y setas de temporada Yogur con fresas	Canónigos con nueces y aguacate con vinagreta Tortilla de patata (enfriada) Ciruelas	2 huevos plancha y arroz basmati con lechuga hoja de roble, remolacha, germinados y pepinillos Aguacate y melocotón al toque de limón con hojas de menta
Merienda	Infusión de té kukicha	Infusión de té kukicha	Infusión de té kukicha
Cena	Brócoli vapor con tahini (3 cdas) Contramuslos al ajillo con pan sarraceno	Calabacín plancha al toque de orégano con *ghee* Sepia plancha al ajillo Fresas plancha con *ghee* y toque de canela	Endivias plancha con orégano y pepinillos Pescado blanco al orégano plancha con arroz basmati Yogur vegetal con compota de arándanos

JUEVES	VIERNES	SÁBADO	DOMINGO
Infusión té verde y desmodium y aceite de coco o *ghee*	Infusión té verde y desmodium y aceite de coco o *ghee*	Infusión té verde y desmodium y aceite de coco o *ghee*	Infusión té verde y desmodium y aceite de coco o *ghee*
Kombucha	Kombucha	Kombucha	Kombucha
Puerro y calabacín a la plancha con perejil Ensalada de trigo sarraceno con pepino, zanahoria y calabacín al toque de pesto Kéfir de coco	Poke bowl de arroz basmati, guisantes, col lombarda, pepinillos, rúcula, germinados, salmón marinado y semillas de calabaza tostadas Melocotón	*Crackers* de sarraceno con queso de anacardos y canónigos Quinoa salteada con aceite, cebolla y pollo troceado al ajo/perejil Nísperos	Ensalada judías verdes hervidas con col lombarda, germinados, nueces y zanahoria con aceite de oliva Pulpo a la gallega Cerezas
Infusión de té kukicha	Infusión de té kukicha	Infusión de té kukicha	Infusión de té kukicha
Wok de pollo en tiras, verduritas (calabacín, cebolla y brócoli) y Aove Humus de guisantes con pan de trigo sarraceno	Caldo de verduras y kombu con jengibre Salteado de espinacas y arroz basmati con piñones Naranja plancha con toque de canela	Brócoli vapor con tapenade de alcaparras Pavo a la plancha con pepinillos y arroz basmati con provenzales Yogur vegetal con compota de ciruelas	Taza de caldo verduras y kombu con tomillo y romero Pasta de trigo sarraceno con huevo y brócoli al toque de jengibre y orégano Yogur de cabra con frambuesas

Dieta Primavera. Vegetariana. 2 comidas (ayuno mañanas)

	LUNES	MARTES	MIÉRCOLES
Desayuno	Infusión té verde y desmodium y aceite de coco o *ghee*	Infusión té verde y desmodium y aceite de coco o *ghee*	Infusión té verde y desmodium y aceite de coco o *ghee*
Media mañana	Kombucha	Kombucha	Kombucha
Comida	Endivia o hoja de roble, germinados y aguacate con aceitunas negras Guisantes salteados con cebolla, zanahoria y setas de temporada Papaya con almendras tostadas	Canónigos con nueces y aguacate con vinagreta Tortilla de patata (enfriada) Yogur de coco, arándanos y papaya y jengibre	2 huevos plancha y arroz basmati con lechuga hoja de roble, remolacha, germinados y pepinillos Aguacate, frambuesas con semillas de sésamo tostadas
Merienda	Infusión de té kukicha	Infusión de té kukicha	Infusión de té kukicha
Cena	Brócoli vapor con tahini (3 cdas) Revuelto al ajillo con pan sarraceno Fresas salteadas con canela y *ghee* al toque de limón	Calabacín plancha al toque de orégano con *ghee* Salteado de arroz basmati, cebolla y setas de temporada plancha al ajillo con provenzales Puñado de frutos secos remojados	Endivias plancha con orégano y pepinillos Quinoa a la boloñesa (con lentejas) Yogur vegetal

JUEVES	VIERNES	SÁBADO	DOMINGO
Infusión té verde y desmodium y aceite de coco o *ghee*	Infusión té verde y desmodium y aceite de coco o *ghee*	Infusión té verde y desmodium y aceite de coco o *ghee*	Infusión té verde y desmodium y aceite de coco o *ghee*
Kombucha	Kombucha	Kombucha	Kombucha
Puerro y calabacín a la plancha con perejil Ensalada de trigo sarraceno con pepino, zanahoria, aceitunas, y calabacín al toque de pesto Yogur griego con canela	Sopa miso Poke bowl de arroz basmati, guisantes, col lombarda, pepinillos, rúcula, germinados, algas wakame y semillas de calabaza tostadas Fruta del tiempo	*Crackers* de sarraceno con queso de anacardos y canónigos Quinoa salteada con aceite, cebolla y setas ostra al ajo/perejil Compota de fruta y queso vegano	Ensalada judías verdes hervidas con col lombarda, germinados, nueces y zanahoria con aceite de oliva Crep de huevo y plátano macho con levadura de cerveza y orégano Kéfir de coco
Infusión de té kukicha	Infusión de té kukicha	Infusión de té kukicha	Infusión de té kukicha
Wok de verduritas (calabacín, cebolla y brócoli) y aceitunas. Aove Humus de guisantes con zanahoria para dipear Frambuesas y pera salteadas con *ghee* y canela	Caldo de verduras y kombu con jengibre Salteado de espinacas y arroz basmati con piñones Yogur vegetal con piñones	Brócoli vapor con Aove Ensalada de guisantes, aceitunas, zanahoria, pepinillos y arroz basmati con provenzales Puñado de semillas tostadas	Taza de caldo verduras y kombu con tomillo y romero Pasta de trigo sarraceno con huevo y brócoli al toque de jengibre y orégano Queso vegano con arándanos

Dieta Primavera. Omnívora. 2 comidas (ayuno cenas)

	LUNES	MARTES	MIÉRCOLES
Desayuno	Infusión té verde y desmodium y aceite de coco o *ghee* Tortilla de espinacas Batido de aguacate, arándanos y papaya con leche de coco o almendras	Infusión té verde y desmodium y aceite de coco o *ghee* Crep de plátano y huevo rellena de fiambre de pavo Yogur de coco, arándanos y papaya y jengibre	Infusión té verde y desmodium y aceite de coco o *ghee* Pan de teff con aguacate y fiambre de pavo Frambuesas y plátano con hojas de menta y toque de canela
Media mañana	Kombucha	Kombucha	Kombucha
Comida	Endivia o hoja de roble, germinados y aguacate con aceitunas negras Guisantes salteados con cebolla, zanahoria y setas de temporada Yogur con fresas	Canónigos con nueces y aguacate con vinagreta Tortilla de patata (enfriada) Ciruelas	2 huevos plancha y arroz basmati con lechuga hoja de roble, remolacha, germinados y pepinillos Aguacate y melocotón al toque de limón con hojas de menta
Merienda	Infusión de té kukicha	Infusión de té kukicha	Infusión de té kukicha
Cena opcional	Caldo de huesos o verduras y algas	Caldo de huesos o verduras y algas	Caldo de huesos o verduras y algas

JUEVES	VIERNES	SÁBADO	DOMINGO
Infusión té verde y desmodium y aceite de coco o *ghee* 2 huevos poché Batido de yogur griego, nueces, fresas y aguacate con canela y jengibre	Infusión té verde y desmodium y aceite de coco o *ghee* Pan sarraceno y olivada con rúcula 2 huevos plancha al toque de orégano	Infusión té verde y desmodium y aceite de coco o *ghee* Aguacate al toque de limón y 2 huevos poché Albaricoques	Infusión té verde y desmodium y aceite de coco o *ghee* Falsas tostadas de calabaza con compota de fruta y queso vegano Yogur griego
Kombucha	Kombucha	Kombucha	Kombucha
Puerro y calabacín a la plancha con perejil Ensalada de trigo sarraceno con pepino, caballa en conserva, zanahoria y calabacín al toque de pesto Kéfir de coco	Poke bowl de arroz basmati, guisantes, col lombarda, pepinillos, rúcula, germinados, salmón marinado y semillas de calabaza tostadas Melocotón	*Crackers* de sarraceno con queso de anacardos y canónigos Quinoa salteada con aceite, cebolla y pollo troceado al ajo/perejil Nísperos	Ensalada judías verdes hervidas con col lombarda, germinados, nueces y zanahoria con aceite de oliva Pulpo a la gallega Cerezas
Infusión de té kukicha	Infusión de té kukicha	Infusión de té kukicha	Infusión de té kukicha
Caldo de huesos o verduras y algas	Caldo de huesos o verduras y algas	Caldo de huesos o verduras y algas	Caldo de huesos o verduras y algas

Dieta Primavera. Vegetariana. 2 comidas (ayuno cenas)

	LUNES	MARTES	MIÉRCOLES
Desayuno	Infusión té verde y desmodium y aceite de coco o *ghee* 2 huevos poché con pan sarraceno Batido de aguacate, arándanos y papaya con leche de coco o almendras	Infusión té verde y desmodium y aceite de coco o *ghee* Pan sarraceno con aceite y chocolate negro Yogur de coco, arándanos y papaya y jengibre	Infusión té verde y desmodium y aceite de coco o *ghee* Creps de trigo sarraceno con aguacate, frambuesas y plátano con hojas de menta y toque de canela
Media mañana	Kombucha	Kombucha	Kombucha
Comida	Endivia o hoja de roble, germinados y aguacate con aceitunas negras Guisantes salteados con cebolla, zanahoria y setas de temporada Papaya con almendras tostadas	Canónigos con nueces y aguacate con vinagreta Tortilla de patata (enfriada) Yogur de coco, arándanos y papaya y jengibre	2 huevos plancha y arroz basmati con lechuga hoja de roble, remolacha, germinados y pepinillos Aguacate, frambuesas con semillas de sésamo tostadas
Merienda	Infusión de té kukicha	Infusión de té kukicha	Infusión de té kukicha
Cena opcional	Caldo vegetal con kombu	Caldo vegetal con kombu	Caldo vegetal con kombu

JUEVES	VIERNES	SÁBADO	DOMINGO
Infusión té verde y desmodium y aceite de coco o *ghee* Tortilla de patata y cebolla Batido de yogur griego, nueces, fresas y aguacate con canela y jengibre	Infusión té verde y desmodium y aceite de coco o *ghee* Pan sarraceno y olivada con rúcula Yogur griego con fruta de temporada con nueces	Infusión té verde y desmodium y aceite de coco o *ghee* Aguacate y toque de limón y 2 huevos poché con pan sarraceno	Infusión té verde y desmodium y aceite de coco o *ghee* Falsas tostadas de calabaza con huevos plancha al toque de orégano Compota de fruta con queso vegano
Kombucha	Kombucha	Kombucha	Kombucha
Puerro y calabacín a la plancha con perejil Ensalada de trigo sarraceno con pepino, zanahoria, aceitunas, y calabacín al toque de pesto Yogur griego con canela	Sopa miso Poke bowl de arroz basmati, guisantes, col lombarda, pepinillos, rúcula, germinados, algas wakame y semillas de calabaza tostadas Fruta del tiempo	*Crackers* de sarraceno con queso de anacardos y canónigos Quinoa salteada con aceite, cebolla y setas ostra al ajo/perejil Compota de fruta y queso vegano	Ensalada judías verdes hervidas con col lombarda, germinados, nueces y zanahoria con aceite de oliva Crep de huevo y plátano macho con levadura de cerveza y orégano Kéfir de coco
Infusión de té kukicha	Infusión de té kukicha	Infusión de té kukicha	Infusión de té kukicha
Caldo vegetal con kombu	Caldo vegetal con kombu	Caldo vegetal con kombu	Caldo vegetal con kombu

Dieta Verano. Omnívora. (3 comidas)

	LUNES	MARTES	MIÉRCOLES
Desayuno	Plátano pequeño, ciruela, nectarina, yogur griego con canela	Piña y pavo cocido (fiambre)	Melón con jamón de pato
Media mañana	Kombucha	Kombucha	Kombucha
Comida	Crema fría de apio, manzana y calabacín (triturar en crudo) con gotas de limón Cebolla y pepino macerados en vinagreta y sal 20 min Magret de pato con compota de arándanos	Ensalada completa: calabacín rallado, rúcula, canónigos, apio rallado, lechuga hoja de roble, ½ aguacate, aceitunas negras, caballa de frasco de vidrio (150 g) con vinagreta de vinagre de manzana	Gazpacho de sandía, pepino, ajo y cebolla con menta Pavo o conejo con ajo y perejil
Merienda	Rooibos con hielo	Rooibos con hielo	Rooibos con hielo
Cena opcional	Vichysoise con leche de coco Tortilla francesa 2 huevos de ajos tiernos	Crema fría de col lombarda y pera Merluza con puerro plancha con tapenade aceitunas	Tortilla de espinacas con Aove Yogur de coco con papaya

JUEVES	VIERNES	SÁBADO	DOMINGO
Papaya con yogur griego	Rollitos de salmón marinado rellenos de guacamole	Mini de pan sarraceno o teff con rúcula o canónigos y salmón marinado o jamón ib. o pavo	Mini de pan sarraceno o teff con rúcula o canónigos y salmón marinado o jamón ib. o pavo
Kombucha	Kombucha	Kombucha	Kombucha
Ensalada de brotes tiernos, cebolletas, pepinillos con salsa guacamole (sin tomate) Pollo, aceitunas, cebolla y calabacín guisado con caldo de pollo	Ensalada espinacas, chucrut, ½ manzana, cebolla tierna y piñones Tortilla de espinacas de 2 huevos	Sopa de melón, leche coco y menta con germinados de cebolla Ensaladilla rusa con mayonesa casera de Aove	Ensalada de escarola, manzana, granada con vinagreta 150 g salmón salvaje de Alaska con pepinillos Helado natural (congela fruta troceada y tritura con un toque de limón y hojas de menta) Plátano-melocotón
Rooibos con hielo	Rooibos con hielo	Rooibos con hielo	Rooibos con hielo
Acelgas con ajo negro rehogadas y rape plancha con chucrut y aguacate	Gazpacho de sandía Wok de pollo con verduras y aceitunas	Puerro a la plancha con mayonesa casera con aceite de oliva Crema fría brócoli y manzana con algas (triturar en crudo con caldo o agua)	Sopa fría de calabaza con yogur de coco con pimienta rosa Pulpo plancha con calabacín plancha

Dieta Verano. Vegetariana. 3 comidas

	LUNES	MARTES	MIÉRCOLES
Desayuno	Plátano pequeño, ciruela, nectarina, yogur griego con canela	Macedonia (piña, melón, sandía) y aguacate con semillas tostadas de sésamo	Melón con yogur griego
Media mañana	Kombucha	Kombucha	Kombucha
Comida	Crema fría de apio, manzana y calabacín (triturar en crudo) con gotas de limón Ensaladilla rusa (patata, zanahoria, judía verde, huevo y mayonesa de Aove)	Ensalada completa: calabacín rallado, rúcula, canónigos, apio rallado, lechuga hoja de roble, ½ aguacate, aceitunas negras, germinados, alga wakame y nueces con vinagreta de vinagre de manzana	Gazpacho de sandía, pepino, ajo y cebolla con menta Quinoa, semillas de calabaza y germinados salteados con ajo y perejil (Aove)
Merienda	Rooibos con hielo	Rooibos con hielo	Rooibos con hielo
Cena opcional	Vichysoise con leche de coco Tortilla francesa 2 huevos de ajos tiernos	Crema fría de col lombarda y pera, nueces y levadura nutricional Calabacín plancha con tapenade aceitunas	Tortilla de espinacas con Aove Yogur de coco con papaya

JUEVES	VIERNES	SÁBADO	DOMINGO
Papaya con yogur griego	Guacamole con apio y zanahoria para dipear	Mini de pan de teff con rúcula o canónigos y tahini tostado/*ghee*	Mini de pan de teff con rúcula o canónigos y queso de almendras
Kombucha	Kombucha	Kombucha	Kombucha
Ensalada de brotes tiernos, cebolletas, pepinillos con salsa guacamole (sin tomate) Tabulé de amaranto, aceitunas, cebolla y calabacín rallado con perejil o cilantro y vinagreta de limón y Aove	Ensalada espinacas, chucrut, ½ manzana, cebolla tierna y piñones Tortilla de espinacas de 2 huevos acompañada de algas wakame con toque de tamari	Sopa de melón, leche coco y menta con germinados de cebolla Humus de calabacín con verduras crudas (zanahoria y apio para untar)	Guacamole con apio para dipear Carpaccio de zanahoria y pepino con tofu sedoso, vinagreta y sal bio Helado natural (congela fruta troceada y tritura con un toque de limón y hojas de menta) Plátano-melocotón
Rooibos con hielo	Rooibos con hielo	Rooibos con hielo	Rooibos con hielo
Acelgas con ajo negro rehogadas Tempeh de garbanzos plancha con chucrut y aguacate	Gazpacho de sandía Wok de judía verde francesa con verduras y aceitunas	Puerro a la plancha con mayonesa casera con aceite de oliva Crema fría de brócoli y manzana con algas (triturar en crudo con caldo o agua)	Sopa fría de calabaza con yogur de coco con pimienta rosa Setas ostra con calabacín a la plancha al curri

Dieta Verano. Omnívora. 2 comidas (ayuno mañanas)

	LUNES	MARTES	MIÉRCOLES
Desayuno	Infusión de té verde con limón con *ghee*	Infusión de té verde con limón con *ghee*	Infusión de té verde con limón con *ghee*
Media mañana	Kombucha	Kombucha	Kombucha
Comida	Crema fría de apio, manzana y calabacín (triturar en crudo) con gotas de limón con germinados Cebolla y pepino macerados en vinagreta y sal 20 min Magret de pato con compota de arándanos Fruta del tiempo	Ensalada completa: calabacín rallado, rúcula, canónigos, apio rallado, lechuga hoja de roble, ½ aguacate con germinados, aceitunas negras, caballa de frasco de vidrio (150 g) con vinagreta de vinagre de manzana	Gazpacho de sandía, pepino, ajo y cebolla con menta Pavo o conejo con ajo y perejil Piña
Merienda	Rooibos con hielo	Rooibos con hielo	Rooibos con hielo
Cena opcional	Vichysoise con leche de coco y trozos de manzana deshidratada Tortilla francesa 2 huevos de ajos tiernos	Crema fría de col lombarda y pera con levadura nutricional Merluza con puerro plancha con tapenade aceitunas	Tortilla de espinacas con Aove Yogur de coco con papaya

JUEVES	VIERNES	SÁBADO	DOMINGO
Infusión de té verde con limón con *ghee*	Infusión de té verde con limón con *ghee*	Infusión de té verde con limón con *ghee*	Infusión de té verde con limón con *ghee*
Kombucha	Kombucha	Kombucha	Kombucha
Ensalada de brotes tiernos, cebolletas, pepinillos con salsa guacamole (sin tomate) Pollo, aceitunas, cebolla y calabacín guisado con caldo de pollo Fruta del tiempo	Ensalada espinacas, chucrut, ½ manzana, cebolla tierna y piñones Tortilla de espinacas de 2 huevos Fruta del tiempo	Sopa de melón, leche coco y menta con germinados de cebolla Ensaladilla rusa con mayonesa casera de Aove Helado natural (congela fruta troceada y tritura con un toque de limón y hojas de menta) Plátano-melocotón	Ensalada de escarola, manzana, granada con vinagreta 150 g salmón salvaje de Alaska con pepinillos Helado natural (congela fruta troceada y tritura con un toque de limón y hojas de menta) Plátano-melocotón
Rooibos con hielo	Rooibos con hielo	Rooibos con hielo	Rooibos con hielo
Acelgas con ajo negro rehogadas Rape plancha con chucrut y aguacate	Gazpacho de sandía Wok de pollo con verduras y aceitunas	Puerro a la plancha con mayonesa casera con aceite de oliva Crema fría brócoli y manzana con algas (triturar en crudo con caldo o agua)	Sopa fría de calabaza con yogur de coco con pimienta rosa y semillas calabaza tostada. Pulpo plancha con calabacín plancha con cebollino

Dieta Verano. Vegetariana. 2 comidas (ayuno mañanas)

	LUNES	MARTES	MIÉRCOLES
Desayuno	Rooibos y té verde con limón y *ghee*	Rooibos y té verde con limón y *ghee*	Rooibos y té verde con limón y *ghee*
Media mañana	Kombucha	Kombucha	Kombucha
Comida	Crema fría de apio, manzana y calabacín (triturar en crudo) con gotas de limón Ensaladilla rusa (patata, zanahoria, judía verde, huevo y mayonesa de Aove) Mango con yogur	Ensalada completa; calabacín rallado, rúcula, canónigos, apio rallado, lechuga hoja de roble, ½ aguacate, aceitunas negras, germinados, alga wakame y nueces con vinagreta de vinagre de manzana Melón	Gazpacho de sandía, pepino, ajo y cebolla con menta Quinoa, semillas de calabaza y germinados salteados con ajo y perejil (Aove) Melocotón con queso fresco
Merienda	Rooibos con hielo	Rooibos con hielo	Rooibos con hielo
Cena opcional	Vichysoise con leche de coco Tortilla francesa 2 huevos de ajos tiernos Kéfir de cabra	Crema fría de col lombarda y pera, nueces y levadura nutricional Calabacín plancha con tapenade aceitunas Yogur vegetal	Crema fría de aguacate, manzana, limón y menta Tortilla de espinacas con Aove Yogur de coco con papaya

JUEVES	VIERNES	SÁBADO	DOMINGO
Rooibos y té verde con limón y *ghee*	Rooibos y té verde con limón y *ghee*	Rooibos y té verde con limón y *ghee*	Rooibos y té verde con limón y *ghee*
Kombucha	Kombucha	Kombucha	Kombucha
Ensalada de brotes tiernos, cebolletas, pepinillos con salsa guacamole (sin tomate) Tabulé de amaranto, aceitunas, cebolla y calabacín rallado con perejil o cilantro y vinagreta de limón y Aove Nectarina	Ensalada espinacas, chucrut, ½ manzana, cebolla tierna y piñones Tortilla de espinacas de 2 huevos acompañada de algas wakame con toque de tamari Yogur vegetal y sandía	Sopa de melón, leche coco y menta con germinados de cebolla Humus de calabacín con verduras crudas (zanahoria y apio para untar) Helado natural (congela fruta troceada y tritura con un toque de limón y hojas de menta)	Guacamole con apio para dipear Carpaccio de zanahoria y pepino con tofu sedoso, vinagreta y sal bio Helado natural (congela fruta troceada y tritura con un toque de limón y hojas de menta) Plátano-melocotón
Rooibos con hielo	Rooibos con hielo	Rooibos con hielo	Rooibos con hielo
Acelgas con ajo negro rehogadas Tempeh de garbanzos plancha con chucrut y aguacate	Gazpacho de sandía Wok de judía verde francesa con verduras y aceitunas Crema fría de nueces, mango y queso almendras	Puerro a la plancha con mayonesa casera con aceite de oliva Crema fría brócoli y manzana con algas (triturar en crudo con caldo o agua) Pudin chía con compota de mango	Sopa fría de calabaza con yogur de coco con pimienta rosa Setas ostra con calabacín plancha al curri Pudin de chía con canela y moras

Dieta Verano. 2 comidas (ayuno noches)

	LUNES	MARTES	MIÉRCOLES
Desayuno	2 huevos poché con aguacate Macedonia de plátano pequeño, ciruela, nectarina, yogur griego con canela	Piña y pavo cocido (fiambre) Lassy de yogur griego y melón	Yogur griego con fresas Melón con jamón de pato
Media mañana	Kombucha	Kombucha	Kombucha
Comida	Crema fría de apio, manzana y calabacín (triturar en crudo) con gotas de limón con germinados Cebolla y pepino macerados en vinagreta y sal 20 min Magret de pato con compota de arándanos Fruta del tiempo	Ensalada completa: calabacín rallado, rúcula, canónigos, apio rallado, lechuga hoja de roble, ½ aguacate con germinados, aceitunas negras, caballa de frasco de vidrio (150 g) con vinagreta de vinagre de manzana	Gazpacho de sandía, pepino, ajo y cebolla con menta Pavo o conejo con ajo y perejil Piña
Merienda	Rooibos con hielo	Rooibos con hielo	Rooibos con hielo
Cena opcional	Agua macerada con pepino, jengibre y menta	Agua macerada con pepino, jengibre y menta	Agua macerada con pepino, jengibre y menta

JUEVES	VIERNES	SÁBADO	DOMINGO
Revuelto de gambas y orégano Papaya con yogur griego	Rollitos de salmón marinado rellenos de guacamole Macedonia de melón, piña, sandía y semillas tostadas	Mini de pan sarraceno o teff con rúcula o canónigos y salmón marinado o jamón ib. o pavo Yogur vegetal con ciruela	Mini de pan sarraceno o teff con rúcula o canónigos y salmón marinado o jamón ib. o pavo Yogur vegetal con nueces
Kombucha	Kombucha	Kombucha	Kombucha
Ensalada de brotes tiernos, cebolletas, pepinillos con salsa guacamole (sin tomate) Pollo, aceitunas, cebolla y calabacín guisado con caldo de pollo Fruta del tiempo	Ensalada espinacas, chucrut, ½ manzana, cebolla tierna y piñones Tortilla de espinacas de 2 huevos Fruta del tiempo	Sopa de melón, leche coco y menta con germinados de cebolla Ensaladilla rusa con mayonesa casera de Aove Helado natural (congela fruta troceada y tritura con un toque de limón y hojas de menta) Plátano-melocotón	Ensalada de escarola, manzana, granada Con vinagreta 150 g salmón salvaje de Alaska con pepinillos Helado natural (congela fruta troceada y tritura con un toque de limón y hojas de menta) Plátano-melocotón
Rooibos con hielo	Rooibos con hielo	Rooibos con hielo	Rooibos con hielo
Agua macerada con pepino, jengibre y menta	Agua macerada con pepino, jengibre y menta	Agua macerada con pepino, jengibre y menta	Agua macerada con pepino, jengibre y menta

Dieta Verano. Vegetariana. 2 comidas (ayuno noches)

	LUNES	MARTES	MIÉRCOLES
Desayuno	Rooibos y té verde con limón y *ghee* Fruta del tiempo, aguacate y yogur de cabra/oveja	Rooibos y té verde con limón y *ghee* Queso de cabra fresco con fruta de temporada y nueces	Rooibos y té verde con limón y *ghee* Fruta del tiempo, aguacate y yogur de cabra/oveja
Media mañana	Kombucha	Kombucha	Kombucha
Comida	Crema fría de apio, manzana y calabacín (triturar en crudo) con gotas de limón Ensaladilla rusa (patata, zanahoria, judía verde, huevo y mayonesa de Aove) Mango con yogur	Ensalada completa: calabacín rallado, rúcula, canónigos, apio rallado, lechuga hoja de roble, ½ aguacate, aceitunas negras, germinados, alga wakame y nueces con vinagreta de vinagre de manzana Melón	Gazpacho de sandía, pepino, ajo y cebolla con menta Quinoa, semillas de calabaza y germinados salteados con ajo y perejil (Aove) Melocotón con queso fresco
Merienda	Rooibos con hielo	Rooibos con hielo	Rooibos con hielo
Cena opcional	Yogur vegetal	Yogur vegetal	Yogur vegetal

JUEVES	VIERNES	SÁBADO	DOMINGO
Rooibos y té verde con limón y *ghee* Queso de cabra fresco con fruta de temporada y nueces	Rooibos y té verde con limón y *ghee* Fruta del tiempo, aguacate y yogur de cabra/oveja	Rooibos y té verde con limón y *ghee* Queso de cabra fresco con fruta de temporada y nueces	Rooibos y té verde con limón y *ghee* Fruta del tiempo, aguacate y yogur de cabra/oveja
Kombucha	Kombucha	Kombucha	Kombucha
Ensalada de brotes tiernos, cebolletas, pepinillos con salsa guacamole (sin tomate) Tabulé de amaranto, aceitunas, cebolla y calabacín rallado con perejil o cilantro y vinagreta de limón y Aove Nectarina	Ensalada espinacas, chucrut, ½ manzana, cebolla tierna y piñones Tortilla de espinacas de 2 huevos acompañada de algas wakame con toque de tamari Yogur vegetal y sandía	Sopa de melón, leche coco y menta con germinados de cebolla Humus de calabacín con verduras crudas (zanahoria y apio para untar) Helado natural (congela fruta troceada y tritura con un toque de limón y hojas de menta)	Guacamole con apio para dipear Carpaccio de zanahoria y pepino con tofu sedoso, vinagreta y sal bio Helado natural (congela fruta troceada y tritura con un toque de limón y hojas de menta) Plátano-melocotón
Rooibos con hielo	Rooibos con hielo	Rooibos con hielo	Rooibos con hielo
Yogur vegetal	Yogur vegetal	Yogur vegetal	Yogur vegetal

Dieta Otoño. Omnívora. 3 comidas

	LUNES	MARTES	MIÉRCOLES
Desayuno	Infusión de regaliz, llantén, desmodium, 1 cda de aceite de coco Huevos poché, aguacate Yogur de coco y granada	Infusión de regaliz, llantén, desmodium, 1 cda de aceite de coco Revuelto de bonito, arándanos	Infusión de regaliz, llantén, desmodium, 1 cda de aceite de coco Huevos plancha, kéfir, nueces y plátano
Media mañana	Kombucha	Kombucha	Kombucha
Comida	Ensalada de rúcula, pera, nueces, canónigos y escarola con aceitunas y trozos de bacalao fresco salteados con vinagreta de manzana	Ensalada de arroz basmati, garbanzos, rúcula, caballa, aceitunas, pepinillos y semillas de calabaza Salsa pesto (sin queso)	Ensalada de aguacate con canónigos, rúcula, pepino, nueces, pollo y aceitunas negras de Aragón con vinagreta
Merienda	Rooibos con hielo	Rooibos con hielo	Rooibos con hielo
Cena opcional	Crema de zanahoria, cebolla con cúrcuma y leche de coco Patitas de pollo al orégano	Salteado de col rizada, y jamón ib. Pies de cerdo o hamburguesa de pavo con compota de arándanos	Crema de calabacín y zanahoria con aceite de oliva Sepia plancha con tomillo y perejil

JUEVES	VIERNES	SÁBADO	DOMINGO
Infusión de regaliz, llantén, desmodium, 1 cda de aceite de coco Pan sarraceno con pavo y aguacate con *ghee*	Infusión de regaliz, llantén, desmodium, 1 cda de aceite de coco Boniato horno con *ghee* y yogur vegetal	Infusión de regaliz, llantén, desmodium, 1 cda de aceite de coco Tortilla de patata con pan sarraceno Arándanos	Infusión de regaliz, llantén, desmodium, 1 cda de aceite de coco Tortilla de 3 huevos o aguacate con anchoas y pan sarraceno o de teff
Kombucha	Kombucha	Kombucha	Kombucha
Ensalada de endivias, granada, canónigos, pollo con queso de coco con aceite y orégano	Ensalada de patata, salmón marinado, rúcula, zanahoria y hoja de roble con vinagreta de vinagre manzana	Tabulé de brócoli escaldado, azuquis, jamón ib., zanahoria rallada, calabacín crudo, aceitunas negras con aceite y Aove	Ensalada de endivias, hoja de roble, manzana y migas de bacalao (salteadas) con Aove Pescado blanco de costa plancha con tomillo y orégano, gotas de limón
Rooibos con hielo	Rooibos con hielo	Rooibos con hielo	Rooibos con hielo
Brócoli y patata hervida 4 min con olivada negra Pescado blanco fresco plancha con pepinillos en vinagre	Ensalada fría de judía tierna y patata con jamón ibérico Humus de azuquis con trigo sarraceno	Crema de calabaza con cúrcuma y jengibre Puerro plancha con humus de lenteja coral por encima.	Ensalada de canónigos, rúcula, pepino, aceitunas y vinagreta (con vinagre manzana) Caldereta de arroz, pescado y verduras al gusto

Dieta Otoño. Vegetariana. 3 comidas

	LUNES	MARTES	MIÉRCOLES
Desayuno	Infusión de regaliz, llantén, desmodium, 1 cda de aceite de coco Huevos poché, aguacate Yogur de coco y granada	Infusión de regaliz, llantén, desmodium, 1 cda de aceite de coco Revuelto de espárragos Arándanos	Infusión de regaliz, llantén, desmodium, 1 cda de aceite de coco Huevos plancha, kéfir, nueces y plátano
Media mañana	Kombucha	Kombucha	Kombucha
Comida	Ensalada tibia de rúcula, pera, nueces, canónigos, escarola, aceitunas, queso vegetal y garbanzos salteados con vinagreta de vinagre manzana	Ensalada de arroz basmati, azuquis, rúcula, pipas calabaza tostadas, aceitunas, pepinillos, wakame y pepino Salsa pesto (sin queso)	Ensalada de aguacate con canónigos, rúcula, pepino, nueces, huevo duro y aceitunas negras de Aragón con vinagreta
Merienda	Rooibos con hielo	Rooibos con hielo	Rooibos con hielo
Cena opcional	Crema de zanahoria, cebolla con cúrcuma y leche de coco Amaranto, semillas sésamo tostadas, alcaparras y rúcula salteado con *ghee* al ajo y perejil y orégano	Salteado de col rizada, chirivía y aceitunas negras Humus de lenteja coral y remolacha con *crackers* de sarraceno	Crema de calabacín y zanahoria con aceite de oliva Tempeh a la plancha con tomillo y perejil

JUEVES	VIERNES	SÁBADO	DOMINGO
Infusión de regaliz, llantén, desmodium, 1 cda de aceite de coco Pan sarraceno con pavo y aguacate con *ghee*	Infusión de regaliz, llantén, desmodium, 1 cda de aceite de coco Boniato horno con *ghee* y yogur vegetal	Infusión de regaliz, llantén, desmodium, 1 cda de aceite de coco Tortilla de patata Arándanos	Infusión de regaliz, llantén, desmodium, 1 cda de aceite de coco Tortilla de 2 huevos, aguacate con pan de teff
Kombucha	Kombucha	Kombucha	Kombucha
Ensalada de endivias, granada, canónigos, pollo con queso de coco con aceite y orégano	Ensalada de patata, rúcula, zanahoria y hoja de roble con vinagreta de vinagre manzana Banderillas de boniato, cebolla, nabo y tofu con orégano	Tabulé de brócoli escaldado con lechuga maravilla, pepino, alcaparras, calabacín y aceitunas negras, aceite y Aove Nabo plancha con tahini tostado	Ensalada de endivias, hoja de roble, manzana y germinados con Aove Humus de chirivía con pan de quinoa
Rooibos con hielo	Rooibos con hielo	Rooibos con hielo	Rooibos con hielo
Brócoli y patata hervida 4 min con olivada negra Pasta de trigo sarraceno a la napolitana	Judía tierna y patata con provenzales Humus de azuquis con zanahoria para dipear	Crema de calabaza con cúrcuma y jengibre Puerro plancha con salsa pesto	Encurtidos Caldereta de arroz, setas y verduras al gusto

Dieta Otoño. Omnívora. 2 comidas (ayuno mañanas)

	LUNES	MARTES	MIÉRCOLES
Desayuno	Infusión de regaliz, llantén, desmodium, 1 cda de aceite de coco	Infusión de regaliz, llantén, desmodium, 1 cda de aceite de coco	Infusión de regaliz, llantén, desmodium, 1 cda de aceite de coco
Media mañana	Kombucha	Kombucha	Kombucha
Comida	Ensalada de rúcula, pera, nueces, canónigos y escarola con aceitunas y trozos de bacalao fresco salteados con vinagreta de manzana Yogur de coco y granada	Ensalada de arroz basmati, garbanzos, rúcula, caballa, aceitunas, pepinillos y semillas de calabaza Salsa pesto (sin queso) Arándanos y queso fresco de cabra	Ensalada de aguacate con canónigos, rúcula, pepino, nueces, pollo y aceitunas negras de Aragón con vinagreta Nueces y plátano salteados con Aove y canela
Merienda	Rooibos con hielo	Rooibos con hielo	Rooibos con hielo
Cena opcional	Crema de zanahoria, cebolla con cúrcuma y leche de coco Patitas de pollo al orégano Nueces	Salteado de col rizada, y jamón ib. Pies de cerdo o hamburguesa de pavo con compota de arándanos Yogur de cabra	Crema de calabacín y zanahoria con aceite de oliva Sepia plancha con tomillo y perejil Kéfir de coco

JUEVES	VIERNES	SÁBADO	DOMINGO
Infusión de regaliz, llantén, desmodium, 1 cda de aceite de coco	Infusión de regaliz, llantén, desmodium, 1 cda de aceite de coco	Infusión de regaliz, llantén, desmodium, 1 cda de aceite de coco	Infusión de regaliz, llantén, desmodium, 1 cda de aceite de coco
Kombucha	Kombucha	Kombucha	Kombucha
Ensalada de endivias, granada, canónigos, pollo con queso de coco con aceite y orégano Boniato horno con *ghee* y yogur vegetal	Ensalada de patata, salmón marinado, rúcula, zanahoria y hoja de roble con vinagreta de vinagre manzana Granada con yogur vegetal	Tabulé de brócoli escaldado, azuquis, jamón ib., zanahoria rallada, calabacín crudo, aceitunas negras con aceite y Aove Boniato a la plancha con compota de frambuesa	Ensalada de endivias, hoja de roble, manzana y migas de bacalao (salteadas) con Aove Pescado blanco de costa plancha con tomillo y orégano, gotas de limón Moras con queso vegetal
Rooibos con hielo	Rooibos con hielo	Rooibos con hielo	Rooibos con hielo
Brócoli y patata hervida 4 min con olivada negra Pescado blanco fresco plancha con pepinillos en vinagre Yogur vegetal con moras	Ensalada fría de judía tierna y patata con jamón ib. Humus de azuquis con trigo sarraceno Gelatina natural con fresas	Crema de calabaza con cúrcuma y jengibre Puerro plancha con humus de lenteja coral por encima Palomitas de amaranto	Ensalada de canónigos, rúcula, pepino, aceitunas y vinagreta (con vinagre manzana) Caldereta de arroz, pescado y verduras al gusto Melón salteado con *ghee*

Dieta Otoño. Vegetariana. 2 comidas (ayuno mañanas)

	LUNES	MARTES	MIÉRCOLES
Desayuno	Infusión de regaliz, llantén, desmodium, 1 cda de aceite de coco	Infusión de regaliz, llantén, desmodium, 1 cda de aceite de coco	Infusión de regaliz, llantén, desmodium, 1 cda de aceite de coco
Media mañana	Kombucha	Kombucha	Kombucha
Comida	Ensalada tibia de rúcula, pera, nueces, canónigos, escarola, aceitunas, queso vegetal y garbanzos salteados con vinagreta de vinagre manzana Frambuesas	Ensalada de arroz basmati, azuquis, rúcula, pipas calabaza tostadas, aceitunas, pepinillos, wakame y pepino Salsa pesto (sin queso) Arándanos y queso fresco de cabra	Ensalada de aguacate con canónigos, rúcula, pepino, nueces, huevo duro y aceitunas negras de Aragón con vinagreta Nueces y plátano salteados con Aove y canela
Merienda	Rooibos con hielo	Rooibos con hielo	Rooibos con hielo
Cena opcional	Crema de zanahoria, cebolla con cúrcuma y leche de coco Amaranto, semillas sésamo tostadas, alcaparras y rúcula salteado con *ghee* al ajo y perejil orégano Yogur de coco y granada	Salteado de col rizada, chirivía y aceitunas negras Humus de lenteja coral y remolacha con *crackers* de sarraceno Arándanos	Crema de calabacín y zanahoria con aceite de oliva Tempeh a la plancha con tomillo y perejil Nueces y plátano

JUEVES	VIERNES	SÁBADO	DOMINGO
Infusión de regaliz, llantén, desmodium, 1 cda de aceite de coco	Infusión de regaliz, llantén, desmodium, 1 cda de aceite de coco	Infusión de regaliz, llantén, desmodium, 1 cda de aceite de coco	Infusión de regaliz, llantén, desmodium, 1 cda de aceite de coco
Kombucha	Kombucha	Kombucha	Kombucha
Ensalada de endivias, granada, canónigos, pollo con queso de coco con aceite y orégano Fruta del tiempo	Ensalada de patata, rúcula, zanahoria y hoja de roble con vinagreta de vinagre manzana Banderillas de boniato, cebolla, nabo y tofu con orégano Granada con yogur vegetal	Tabulé de brócoli escaldado con lechuga maravilla, pepino, alcaparras, calabacín y aceitunas negras, aceite y Aove Nabo plancha con tahini tostado Almendras tostadas	Ensalada de endivias, hoja de roble, manzana y germinados con Aove Humus de chirivía con pan de quinoa Moras con queso vegetal
Rooibos con hielo	Rooibos con hielo	Rooibos con hielo	Rooibos con hielo
Brócoli y patata hervida 4 min con olivada negra Pasta de trigo sarraceno a la napolitana Kéfir cabra	Judía tierna y patata con provenzales Humus de azuquis con zanahoria para dipear Yogur vegetal	Crema de calabaza con cúrcuma y jengibre Puerro plancha con salsa pesto Frutos del bosque salteados con *ghee* y hojas de menta	Encurtidos Caldereta de arroz, setas y verduras al gusto Semillas tostadas con orégano y toque de sal

Dieta Otoño. Omnívora. 2 comidas (ayuno cenas)

	LUNES	MARTES	MIÉRCOLES
Desayuno	Infusión de regaliz, llantén, desmodium, 1 cda de aceite de coco Huevos poché, aguacate Yogur de coco y granada	Infusión de regaliz, llantén, desmodium, 1 cda de aceite de coco Revuelto de espárragos Arándanos	Infusión de regaliz, llantén, desmodium, 1 cda de aceite de coco Huevos plancha, kéfir, nueces y plátano
Media mañana	Kombucha	Kombucha	Kombucha
Comida	Ensalada de rúcula, pera, nueces, canónigos y escarola con aceitunas y trozos de bacalao fresco salteados con vinagreta de manzana Yogur de coco y granada	Ensalada de arroz basmati, garbanzos, rúcula, caballa, aceitunas, pepinillos y semillas de calabaza Salsa pesto (sin queso) Arándanos y queso fresco de cabra	Ensalada de aguacate con canónigos, rúcula, pepino, nueces, pollo y aceitunas negras de Aragón con vinagreta Nueces y plátano salteados con Aove y canela
Merienda	Rooibos con hielo	Rooibos con hielo	Rooibos con hielo
Cena opcional	Caldo de huesos con jengibre	Caldo de huesos con jengibre	Caldo de huesos con jengibre

JUEVES	VIERNES	SÁBADO	DOMINGO
Infusión de regaliz, llantén, desmodium, 1 cda de aceite de coco Pan sarraceno con pavo y aguacate con *ghee*	Infusión de regaliz, llantén, desmodium, 1 cda de aceite de coco Boniato horno con *ghee* y yogur vegetal	Infusión de regaliz, llantén, desmodium, 1 cda de aceite de coco Tortilla de patata Arándanos	Infusión de regaliz, llantén, desmodium, 1 cda de aceite de coco Tortilla de 2 huevos, aguacate con pan de teff
Kombucha	Kombucha	Kombucha	Kombucha
Ensalada de endivias, granada, canónigos, pollo con queso de coco con aceite y orégano Boniato horno con ghee y yogur vegetal	Ensalada de patata, salmón marinado, rúcula, zanahoria y hoja de roble con vinagreta de vinagre manzana Granada con yogur vegetal	Tabulé de brócoli escaldado, azuquis, jamón ib., zanahoria rallada, calabacín crudo, aceitunas negras con aceite y Aove Boniato a la plancha con compota de frambuesa	Ensalada de endivias, hoja de roble, manzana y migas de bacalao (salteadas) con Aove Pescado blanco de costa plancha con tomillo y orégano, gotas de limón Moras con queso vegetal
Rooibos con hielo	Rooibos con hielo	Rooibos con hielo	Rooibos con hielo
Caldo de huesos con jengibre	Caldo de huesos con jengibre	Caldo de huesos con jengibre	Caldo de huesos con jengibre

Dieta Otoño. Vegetariana. 2 comidas (ayuno cenas)

	LUNES	MARTES	MIÉRCOLES
Desayuno	Infusión de regaliz, llantén, desmodium, 1 cda de aceite de coco Huevos poché, aguacate, y pan sarraceno Yogur de coco y granada	Infusión de regaliz, llantén, desmodium, 1 cda de aceite de coco Revuelto de espárragos con pan de quinoa Arándanos	Infusión de regaliz, llantén, desmodium, 1 cda de aceite de coco Huevos plancha, kéfir, crep de sarraceno con nueces y plátano
Media mañana	Kombucha	Kombucha	Kombucha
Comida	Ensalada tibia de rúcula, pera, nueces, canónigos, escarola, aceituna, queso vegetal y garbanzos salteados con vinagreta de vinagre manzana Frambuesas	Ensalada de arroz basmati, azuquis, rúcula, pipas calabaza tostadas, aceitunas, pepinillos, wakame y pepino Salsa pesto (sin queso) Arándanos y queso fresco de cabra	Ensalada de aguacate con canónigos, rúcula, pepino, nueces, huevo duro y aceitunas negras de Aragón con vinagreta Nueces y plátano salteados con Aove y canela
Merienda	Rooibos con hielo	Rooibos con hielo	Rooibos con hielo
Cena opcional	Caldo de raíces (chirivía, zanahoria, nabo) y kombu	Caldo de raíces (chirivía, zanahoria, nabo) y kombu	Caldo de raíces (chirivía, zanahoria, nabo) y kombu

JUEVES	VIERNES	SÁBADO	DOMINGO
Infusión de regaliz, llantén, desmodium, 1 cda de aceite de coco Pan sarraceno con pavo y aguacate con *ghee* Kéfir de coco	Infusión de regaliz, llantén, desmodium, 1 cda de aceite de coco Boniato horno con *ghee* y yogur vegetal	Infusión de regaliz, llantén, desmodium, 1 cda de aceite de coco Tortilla de patata Arándanos	Infusión de regaliz, llantén, desmodium, 1 cda de aceite de coco Tortilla de 2 huevos, aguacate con pan de teff Yogur vegetal
Kombucha	Kombucha	Kombucha	Kombucha
Ensalada de endivias, granada, canónigos, pollo con queso de coco con aceite y orégano Fruta del tiempo	Ensalada de patata, rúcula, zanahoria y hoja de roble con vinagreta de vinagre manzana Banderillas de boniato, cebolla, nabo y tofu con orégano Granada con yogur vegetal	Tabulé de brócoli escaldado con lechuga maravilla, pepino, alcaparras, calabacín y aceitunas negras aceite y Aove Nabo plancha con tahini tostado Almendras tostadas	Ensalada de endivias, hoja de roble, manzana y germinados con Aove Humus de chirivía con pan de quinoa Moras con queso vegetal
Rooibos con hielo	Rooibos con hielo	Rooibos con hielo	Rooibos con hielo
Caldo de raíces (chirivía, zanahoria, nabo) y kombu	Caldo de raíces (chirivía, zanahoria, nabo) y kombu	Caldo de raíces (chirivía, zanahoria, nabo) y kombu	Caldo de raíces (chirivía, zanahoria, nabo) y kombu

6

Recetas antiinflamatorias

RECETAS DE INVIERNO

DESAYUNOS

Pudin de chía, leche de coco, arándanos y coco rallado

Pon 2 cucharadas de semillas de chía en una taza con 250 ml de leche de coco, mezclar bien y déjalas en la nevera toda la noche. Por la mañana, antes de tomarlo, añade arándanos y coco rallado, o los *toppings* que más te gusten.

Pan de trigo sarraceno

Pon 500 g de trigo sarraceno en grano en un colador fino y lávalo bajo el grifo. Pásalo a un bol de cristal, cúbrelo de agua y déjalo en remojo toda la noche.

Por la mañana, escúrrelo y añade 180 ml de agua buena y un poco de sal.

Tritúralo con batidora. No hace falta que la masa quede muy fina.

Añade 1 cucharada de *psyllium* o chía en polvo, mezcla con una cuchara de madera y déjalo tapado con un paño 24 horas o hasta que la masa fermente y haga burbujas (dependerá de la temperatura ambiente).

Precalienta el horno a 175 °C. Cuando alcance la temperatura, coloca la masa fermentada en una bandeja de horno forrada con papel vegetal. Haz 4 cortes en la superficie para que se cueza mejor. Puedes esparcir semillas o frutos secos previamente remojados por encima.

Hornea durante 1 hora y cuarto o hasta que la masa esté seca por dentro y dorada por fuera.

Saca el pan del horno y ponlo a enfriar sobre una rejilla para que la base no quede húmeda.

Creps de plátano y huevo con canela rellenas de ghee *y compota de manzana*

Para la masa: Bate 1 huevo de gallinas «felices» y añade 2 plátanos chafados con un tenedor y un poco de canela en polvo. Mezcla hasta que quede una masa homogénea.

Para el relleno: Pela y trocea 1 manzana, ponla en un recipiente apto para microondas con 1 cucharadita de *ghee* durante 2 minutos, chafa con un tenedor y añade canela.

Pon a calentar Aove, *ghee* o aceite de coco en una sartén y vierte la masa de los creps. Deja 2-3 minutos por cada lado o hasta que la masa esté cocida. Añade la compota de manzana asada y ¡a disfrutar!

COMIDAS

Wok de pollo con lentejas coral, zanahoria, cebolla, brócoli, ajos tiernos, curri y sal. 1 cda Aove

Pon las lentejas en agua hirviendo y sal y cuécelas siguiendo las instrucciones del envase (o mejor, hidrátalas y saltéalas directamente con las verduras).

Mientras se cocinan, corta el pollo en tiras, salpimienta y reserva.

Corta la zanahoria y los ajos tiernos en rodajas, la cebolla en juliana, y el brócoli en arbolitos pequeños.

Saltea el pollo en un wok con el Aove y, cuando esté dorado, añade las verduras y saltea a fuego fuerte 2 minutos, salpimienta y añade el curri.

Una vez se hayan integrado los sabores, añade las lentejas ya cocidas y un chorrito de vinagre de manzana o zumo de limón, mezcla y sirve con cilantro espolvoreado por encima.

Salteado de setas, espárragos y cebolla con arroz basmati, conejo al ajillo y germinados. 2 cdas ghee

En primer lugar, macera el conejo cortado en octavos y salpimentado durante 4 horas en un buen chorro de Aove, tomillo y 4 ajos cortados en trocitos (guarda el aceite del macerado para el pollo al ajillo).

Pon 1 cucharada sopera de *ghee* en una cazuela y saltea el conejo hasta que se dore, añade agua (o vino blanco), tapa y cocina a fuego bajo durante 30 minutos.

Acompaña el conejo con una ensalada de germinados aliñada con aceite y sal.

Mientras se macera el conejo, limpia el arroz basmati y lava bien las setas, sécalas con cuidado y trocea las más grandes.

Pon un poco de Aove y un ajo picado en una sartén o un wok y saltea el arroz durante unos minutos removiéndolo para que no se queme. Añade agua hirviendo con sal y respeta el tiempo de cocción que se indique en el envase. Cuando el arroz esté listo, escurre y reserva.

En una sartén aparte, calienta 1 cucharada de *ghee*, añade una cebolla y un diente de ajo bien picados, saltea unos minutos a fuego medio y añade los espárragos trigueros cortados en trozos medianos, las setas variadas y perejil picado. Saltea unos minutos a fuego medio para que suelten el agua y baja el fuego. Deja cocer un par de minutos más.

Añade el arroz que teníamos reservado y mezcla con las verduras. Salpimienta.

Endivias con pepinillos y nueces. Aove

Selecciona las hojas más grandes y crujientes de la endivia, límpialas y déjalas escurrir sobre un papel de cocina. Mientras, pica los pepinillos y las nueces (que habremos remojado y secado previamente).

Rellena las barquitas de endivia con la picada y espolvorea cilantro picado por encima. También puedes añadirle granos de granada o germinados. Aliña con un chorrito generoso de Aove.

Contramuslo de pollo al ajillo con canónigos. 1 cda Aove

Deja macerar los contramuslos de pollo salpimentados en el aceite que reservamos del conejo al ajillo durante 4 horas.

Calienta el aceite del macerado en una sartén y añade el pollo, saltéalo hasta que se dore, añade caldo de pollo, tapa y cocina a fuego medio durante 30 minutos.

Acompaña con ensalada de canónigos.

Canónigos, pepino, zanahoria y manzana con vinagreta

Pon en una fuente canónigos limpios, pepino pelado y cortado en rodajas, zanahoria cortada en tiras y manzana pelada y cortada en trozos pequeños. Aliña con vinagreta.

Para la vinagreta: Pon 2 cucharadas de Aove, 1 cucharada de aceite de manzana, zumo de ½ limón, 1 ajo picadito muy fino, 1 cucharadita de mostaza antigua y bate hasta emulsionarlo.

Magret de pato con rúcula y arándano

Marca el magret de pato especiado en una sartén por los dos lados y reserva. En el mismo aceite, pocha 1 cebolla laminada finita y, cuando esté transparente, incorpora el magret y un poco de agua, tapa y deja cocer a fuego bajo 15 minutos. Vigila que no se quede sin agua.

Sirve acompañado de ensalada de rúcula con arándanos aliñada con vinagreta.

Ensalada de espinacas, manzana y chucrut

Lava y pela las manzanas y retírales el corazón. Córtalas a cuadraditos y rocíalas con zumo de limón para evitar que se oxiden.

Lava las espinacas en agua con un poco de vinagre, retira el tallo y trocéalas, si quieres.

Prepara un aliño con aceite de oliva, vinagre de manzana y el zumo de medio limón.

Mezcla las espinacas, las manzanas y el chucrut con la vinagreta.

Puedes añadir unas nueces trituradas.

Hígado de pollo encebollado y manzana pochada. 1 cda Aove

Pon al fuego una sartén con 1 cucharada de Aove, marca el hígado (100 g) y resérvalo.

En el mismo aceite, pocha 1 cebolla laminada, sala y cocina hasta que esté transparente. Añade 1 manzana cortada en trocitos y saltéala con la cebolla 4 minutos.

Añade el hígado, tapa y cocina a fuego bajo 5 minutos más.

Brócoli y puerro salteados con hamburguesa de pollo plancha y boniato al horno. 3 cdas Aove

Asa los boniatos en el horno. Aprovecha para asar también unas patatas, unos pimientos, unas berenjenas, unas cabezas de ajos y cebollas; así tendrás guarniciones para acompañar distintos platos.

Cuece el brócoli en agua hirviendo y sal 3 minutos. Escurre y reserva.

En una sartén, saltea 1 puerro cortado finito con 2 cucharadas de Aove. Cuando empiece a dorarse, añade el brócoli y mezcla. Salpimienta.

Para la hamburguesa, ponemos en un bol la carne picada de pollo junto con 1 huevo batido, 1 cucharadita de kudzu, sal y pimienta, perejil picado y ajo en polvo. Amasa hasta obtener una mezcla uniforme.

Deja reposar la mezcla en la nevera tapada con un trapo limpio durante al menos 1 hora.

Cuando vayas a cocinarla, haz una bola con las manos limpias, aplástala y dale forma de hamburguesa. Cocínala en la sartén por ambos lados con 1 cucharada de Aove.

Wok de verduras (col rizada, cebolla, zanahoria, calabaza) y salmón acompañado de bol de quinoa. 2 cdas Aove

Lava la quinoa, que habrás dejado en remojo toda la noche, y escúrrela. En una sartén o cazuela de fondo grueso tuesta ligeramente la quinoa cruda con 1 cucharada de Aove y un poco de comino o cúrcuma un par de minutos. Añade el doble de agua hirviendo con sal (o lo que recomiende el fabricante), cuece a fuego bajo 5 minutos con la cazuela tapada hasta que la quinoa quede suelta y transparente.

Mientras se cuece la quinoa, saltea en una sartén la col cortada en juliana, la cebolla y la zanahoria a rodajas y la calabaza troceada con 1 cucharada de Aove hasta que las verduras estén pochadas.

Haz el salmón a la plancha y añádelo troceado al wok de verduras. Acompaña con el bol de quinoa.

CENAS

Crema de calabacín y zanahoria con ½ vaso de Aove, tomillo y romero

Pela y corta en trozos no muy grandes 1 cebolla mediana y 1 puerro (la parte blanca) y sofríelos en una cazuela con 2 cucharadas de Aove. Cuando las verduras estén pochadas, añade 2 cucharadas más de aceite y 60 g de zanahoria y 4 calabacines limpios y troceados. Salpimienta.

Rehoga un par de minutos y añade ½ litro de caldo de verduras o agua. Deja cocer unos 15 minutos.

Mezcla en un vaso 4 cucharadas de Aove con 1 cucharadita de tomillo y otra de romero. Reserva. Tritura todo y añade el aceite de hierbas por encima.

Sopa de cebolla con levadura nutricional y germinados con tomillo. 1 cda Aove

Pela 2 cebollas grandes, córtalas en juliana y rehógalas en una cazuela baja con 1 cucharada de Aove. Cuando la cebolla esté pochada, añade 1 litro de caldo o agua y cocina a fuego medio.

Cuando empiece a hervir, agrega la sal y 1 cucharadita de tomillo, tapa y deja cocer a fuego suave 30 minutos aproximadamente.

A continuación, añade la levadura nutricional y mezcla bien para que no queden grumos.

Emplatamos y añadimos germinados de col kale en el centro del plato.

Crema de calabaza, zanahoria, cebolla y puerro. 1 cda aceite de coco

Pela la calabaza y retira la parte del centro con las hebras y las semillas (½ kg). Corta a daditos.

Lava bien 60 g de zanahoria y trocéala.

Pon en una sartén 1 cucharada de aceite de coco y pocha a fuego medio ½ cebolla y un puerro cortados en juliana. Cuando empiecen a dorarse, añade la calabaza y la zanahoria y un poco de sal, rehoga un par de minutos y añade ½ litro de caldo de verduras o agua.

Deja cocer unos 20 minutos.

Tritura con una batidora eléctrica y añade un poco más de caldo si es necesario para que quede más ligera.

Sirve la crema con un chorrito de aceite bueno por encima y unas pipas de calabaza.

Fajitas de pollo y cebolla con hojas de col rizada al toque de tamari

Separa las hojas más grandes de la col rizada y lávalas bajo el grifo con cuidado para que no se rompan. Déjalas escurrir y sécalas bien.

Quita la penca central a cada hoja. Te quedarán dos trozos alargados que te servirán para hacer dos rollitos. Reserva.

Pela 1 cebolla, córtala en juliana y añádela a una sartén con aceite caliente. Cuando la cebolla esté transparente, añade pechuga de pollo cortada en tiras y salpimientadas. Deja que poche todo junto hasta que la carne esté en su punto y añade jengibre en polvo y comino.

Extiende un trozo de hoja de col y coloca en el centro el pollo con la cebolla. Puedes poner un poco de guacamole en cada fajita. Enrolla la hoja para formar la fajita.

Sírvelas con salsa tamari aparte para mojarlas al gusto.

Espaguetis de boniato o calabaza con espárragos y pollo salteados. 1 cda de ghee

Pela los boniatos o la calabaza y córtalos en forma de espaguetis con ayuda de un espiralizador.

Calentamos 1 cucharada de *ghee* en una sartén y salteamos los espaguetis hasta que estén tiernos, con cuidado de que no se rompan. Salpimienta y reserva.

Por otro lado, saltea unas tiras de pollo con aceite de oliva y añade unos espárragos trigueros cortados en trozos. Sazona con sal y pimienta.

Mezcla la carne y los espárragos con los espaguetis de boniato que hemos reservado y decora con ralladura de limón y un poco de perejil picado. Puedes añadir unas nueces picadas para que esté más crujiente.

RECETAS DE INVIERNO VEGETARIANAS

Mug cake

Es una receta muy sencilla y, como se cuece rápido, se puede hacer en horno o microondas. Solo tienes que mezclar 2 cucharadas de harina de tapioca, 1 huevo, un toque de sal y canela y 2 onzas de chocolate al 80 % rallado. Puedes añadir levadura, pero no es necesario.

Mete la mezcla en el micro 2 minutos a máxima potencia o en el horno hasta que suba o cuaje la masa. Déjalo reposar 5 minutos antes de comerlo y disfrutar.

Brócoli con bechamel de coco, levadura de cerveza

Lava el brócoli, cuécelo 4 minutos y reserva (o cuécelo al final para que esté caliente).

Para la bechamel; pocha cebolla con *ghee* a fuego lento hasta que empiece a dorarse, añade 2 o 3 cucharadas de levadura nutricional para que la salsa espese y añade poco a poco ½ vaso de leche de coco para cocinar sin dejar de remover para evitar grumos (si quedan grumos, puedes pasarlo por el turmix). Cuando la salsa esté homogénea, rectifica de sal, ralla nuez moscada al gusto y deja cocer un par de minutos.

Vierte la salsa sobre el brócoli y a disfrutar.

Lasaña de calabacín a láminas con boloñesa de lentejas

Utiliza un pelador de patatas o una mandolina para hacer las láminas de calabacín. Corta la suficiente para llenar tres capas del recipiente que uses. Pon una capa de calabacín y cubre con el relleno, otra capa de calabacín, más relleno y la última capa de calabacín (puedes poner todas las capas que quieras). Distribuye por encima dados de *ghee* o aceite de oliva de forma generosa y levadura nutricional o queso de cabra al gusto y gratina al horno 5-6 minutos a 200 °C.

Para el relleno: Prepara un sofrito de cebolla, zanahoria y 1 cucharada de remolacha rallada con aceite de oliva y tritúralo para preparar una falsa salsa de tomate (añádele orégano). Añade a la salsa las lentejas que habrás cocido y enfriado en la nevera previamente, mezcla bien y cubre con la mezcla las láminas de calabacín.

Azukis con calabaza y cebolla con semillas

Remoja las azukis 48 horas, cuécelas y enfríalas en la nevera. Corta la calabaza en dados y la cebolla en medias lunas y saltea con aceite de oliva hasta que empiecen a dorar. Añade entonces las azukis, remueve un par de minutos para que se mezclen los sabores, salpimienta y, con el fuego ya apagado, añade alguna semilla tostada al gusto para dar un toque crujiente.

Wraps ***de col kale con olivada y cebolla salteada***

Limpia bien las hojas de kale y escáldalas 30 segundos. No queremos que se rompan, para los *wraps* han de quedar flexibles pero resistentes. Mientras puedes ir pochando la cebolla y las aceitunas a fuego bajo con *ghee* y hierbas provenzales. En el momento de apagar el fuego, añade levadura nutricional y remueve bien (puedes añadir tamari al gusto). Solo queda rellenar las hojas y enrollarlas. Pon 2 o 3 hojas de kale para que los *wraps* queden consistentes.

RECETAS DE PRIMAVERA

DESAYUNOS

Batido de aguacate, arándanos y papaya con leche de coco o almendras

Pon en el vaso de la batidora 200 ml de leche de coco, ½ aguacate maduro (abre el aguacate por la mitad, retira la semilla y extrae la pulpa con una cuchara), 1 rodaja grande de papaya pelada y sin pepitas y 15 arándanos limpios. Bate 2 o 3 minutos y sirve inmediatamente.

Pan de trigo sarraceno y olivada con rúcula

Para el pan: Pon 500 g de trigo sarraceno en grano en un colador fino y lávalo bajo el grifo.

Pásalo a un bol de cristal, cúbrelo con agua y déjalo toda la noche en remojo.

Por la mañana, escurre, añade 180 ml de agua buena y un poco de sal y tritura con la batidora. No hace falta que la masa quede muy fina.

Añade 1 cucharada de *psyllium* o chía en polvo, mezcla con una cuchara de madera y deja tapado con un paño 24 horas o hasta que la masa fermente y haga burbujas (dependerá de la temperatura ambiente).

Precalienta el horno a 175 °C. Cuando alcance la temperatura, coloca la masa fermentada en una bandeja de horno forrada de papel vegetal; hazle 4 cortes superficiales a la masa para que se cueza mejor. Puedes espolvorear semillas o frutos secos remojados previamente por encima.

Hornea durante 1 hora y cuarto o hasta que la masa esté seca por dentro y dorada por fuera.

Sácalo del horno y déjalo enfriar sobre una rejilla para que se seque la base del pan.

Córtalo a rebanadas y congélalo. Cada día puedes poner una rebanada en la tostadora y comerlo caliente, como recién hecho.

Para la olivada/tapenade: Tritura 200 g de aceitunas negras sin hueso con 1 diente de ajo, perejil y Aove hasta que obtengas una textura cremosa. Si quieres, puedes añadirle 2 filetes de anchoa y 1 cucharada de alcaparras antes de triturar.

Para terminar, pon la olivada encima de la tostada de pan con rúcula por encima y aliña con Aove y sal.

Falsas tostadas de calabaza con compota de fruta y queso vegano (almendras)

Pela 1 calabaza y quítale las semillas (resérvalas), córtala en rodajas finas y mételas en la tostadora. Pon la tostadora a baja potencia para que no se quemen.

Para la compota de fruta: Pon en una cazuela la fruta que más te apetezca, como arándanos, frambuesas, moras, manzana, pera, etcétera, con un poco de agua y deja que se ablande a fuego lento unos 10 minutos.

Con las semillas de calabaza que hemos reservado puedes preparar un sencillo snack o utilizarlas en la receta del Poke bowl de arroz basmati pelándolas primero.

Limpia las semillas de los restos de calabaza y pásalas bajo el grifo en un escurridor. Ponlas en un bol y cúbrelas con agua buena para que se acaben de limpiar.

Escúrrelas y colócalas sobre un papel de cocina absorbente hasta que estén secas (más o menos 1 día).

Disuelve 1 cucharadita de sal en ½ vaso de agua. Pon las semillas en una sartén caliente, vierte encima el agua con sal y cocina a fuego suave unos 15 minutos, hasta que se tuesten y el agua se evapore.

Déjalas enfriar en la sartén, removiéndolas de vez en cuando para que no se quemen. ¡Ya las puedes disfrutar!

Para la bebida vegetal de almendras: Hidrata 150 g de almendras crudas y sin piel en 300 ml de agua buena durante 8 horas. Una vez transcurrido este tiempo, tritura las almendras con el agua de remojo.

Filtra la bebida con una bolsa de filtrar o germinar y presiona fuerte para que salga todo el líquido. Guarda la fibra para preparar el queso vegano de almendras.

Puedes añadir unas gotas de zumo de limón para conservar la bebida más tiempo en la nevera (entre 3 y 5 días).

Para el queso vegano de almendra: Necesitas fibra de almendra, que puedes comprar o bien obtener a partir de la bebida vegetal de almendras que prepares tú mismo. Coloca la fibra de almendras, una pizca de sal, 2 cucharadas colmadas de levadura nutricional y 1 cucharadita de aceite de coco en un bol de cristal.

Con las manos bien limpias, trabaja la masa quitando las burbujas de aire y dale forma redondeada al queso.

Para finalizar, puedes rebozar el queso con especias como pimentón dulce, tomillo y orégano.

Mete en la nevera 2 horas para que adquiera consistencia.

COMIDAS

Ensalada de trigo sarraceno con pepinillo, zanahoria y calabacín al toque de pesto

Lava 100 g de trigo sarraceno en grano y déjalo en remojo toda la noche. Escurre y seca.

Saltea el trigo en una sartén con 1 cucharada de Aove a fuego medio 1 minuto con cuidado de que no se queme. A continuación, añade 300 ml de agua buena con una pizca de sal. Cuece siguiendo las instrucciones del envase o hasta que se haya consumido el agua.

Lava 1 zanahoria y 1 calabacín, pícalos con un cuchillo junto con unos pepinillos en vinagre y mézclalo todo con el trigo sarraceno.

Pon la ensalada en un bol, aliña con la salsa pesto y mezcla bien.

Para la salsa pesto: Pela 1 ajo, quítale la parte verde central y tritúralo con unas hojas de albahaca frescas, 4 cucharadas de Aove y sal. Si quieres que la salsa te quede más ligera, añádele un poco de agua buena.

Poke bowl de arroz basmati, guisantes, col lombarda, pepinillos, rúcula, germinados, salmón marinado y semillas de calabaza tostadas

Lava el arroz basmati varias veces, hasta que el agua salga limpia, y escurre.

Pon en una olla la misma cantidad de agua que de arroz y lleva a ebullición. Tapa y cocina a fuego bajo 15 minutos. Pasado este tiempo, retira del fuego y deja reposar con la olla tapada 15 minutos más.

Mientras se cuece el arroz, quita la piel al salmón descongelado (lo habremos congelado previamente) y marínalo con salsa tamari, zumo de limón, aceite de sésamo y jengibre fresco picado. Déjalo reposar en la nevera 20 minutos y después córtalo en dados medianos y resérvalo.

Mientras se marina el salmón, corta la col lombarda en juliana, ponla en un bol con zumo de limón, vinagre de manzana y un poco de sal, y déjala reposar unos 15 minutos.

Al mismo tiempo, hierve unos guisantes con agua buena, 2-3 minutos si son frescos, dependiendo del tamaño, y 6-7 minutos si son congelados. Añade la sal al final de la cocción para que no se endurezcan. Escurre y reserva.

Para emplatar, pon en un bol una base de arroz, luego, el salmón marinado, al lado, la col lombarda encurtida, los guisantes, los pepinillos picados, los germinados y la rúcula. Y, para terminar, añade las semillas de calabaza tostadas que preparamos según la receta «Falsas tostadas de calabaza» (p. 214).

Crackers *de sarraceno con queso de anacardos y canónigos*

Precalienta el horno a 180 °C. Mientras tanto, en un bol de cristal grande, mezcla 1 taza de copos de trigo sarraceno, ¾ de taza de pipas de calabaza, ⅓ de taza de pipas de girasol, ⅓ de taza de semillas de sésamo crudo, un poco de orégano seco, 2 cucharadas de *psyllium* en polvo y 1 cucharadita de sal.

Añade 1 cucharada de Aove y mézclalo con todos los ingredientes. A continuación, añade ¾ de taza de agua y remueve bien. Déjalo reposar 4 horas para que se ablande y se pierdan antinutrientes.

Coloca la mezcla en una bandeja de horno entre dos hojas de papel vegetal para poder extender bien la masa. Cuando la tengas con el grosor de las *crackers*, retira el papel de arriba y hornéala 15 minutos por cada lado.

Saca del horno y deja que se atempere. Ya puedes cortar tus *crackers* al tamaño que quieras.

Acompáñalos con canónigos y queso de anacardos.

Pulpo a la gallega

Para que el pulpo no quede duro, hay que congelarlo previamente o comprarlo ya congelado. Pon una olla grande con agua hirviendo, mete el pulpo ya descongelado 3 segundos y sácalo otros 3. Repetiremos la operación 3 veces. A esto se le llama «asustarlo».

Cuece el pulpo 15 minutos por kilo de peso o hasta que esté blando y puedas clavarle el tenedor.

Utiliza el agua de cocción para cocer las patatas con piel. Bastarán 20-25 minutos. Escúrrelas y déjalas enfriar. Una vez frías, las cortamos en rodajas y las disponemos en una bandeja de servir.

Corta el pulpo en trozos planos y pequeños y pon un trozo encima de cada rodaja de patata. Aliña con sal gorda, pimentón rojo y un chorro de Aove.

CENAS

Humus de guisantes con zanahoria para dipear

Escalda 300 g de guisantes frescos en agua hirviendo 5 minutos. Escúrrelos y deja que se enfríen. Mételos en el vaso de la batidora y tritúralos junto con ½ diente de ajo (quita la parte verde central), un chorro de zumo de limón, 2 cucharaditas de tahini, 1 cucharadita de comino molido, una pizca de sal y un chorro de aceite de oliva virgen extra (Aove). Tritura hasta obtener un puré homogéneo.

Añade un chorrito de Aove y pimentón dulce por encima para decorar.

Para dipear: Lava y pela 2 zanahorias y córtalas en bastoncitos del tamaño de un dedo. Para acompañar el humus puedes utilizar también otras verduras, como pimiento verde, apio, pepino, calabacín, etcétera.

Pasta de trigo sarraceno con huevo y brócoli al toque de jengibre y orégano

Lava el brócoli y córtalo en arbolitos pequeños. Pon una olla con agua al fuego y, cuando arranque a hervir, añade sal y el brócoli, cuécelo 3-4 minutos y retíralo del agua.

En la misma agua, cuece 100 g de macarrones de trigo sarraceno 6 minutos o el tiempo que indique el fabricante para que estén al dente. Escúrrelos y enfríalos con agua fría. Escúrrelos de nuevo y añade un chorrito de aceite. Reserva.

Cocina 1 huevo pasado por agua 3 minutos y reserva.

Pon un hilo de aceite en una sartén ancha y añade 1 diente de ajo laminado, el brócoli, los macarrones y jengibre rallado, y saltéalo todo junto unos instantes.

Emplata los macarrones con el huevo escaldado en medio y decora con orégano seco.

RECETAS DE PRIMAVERA VEGETARIANAS

DESAYUNOS

Infusión de té verde y desmodium y aceite de coco y ghee

Pon 250 ml de agua a calentar. Cuando rompa a hervir, retira el cazo del fuego y añade 1 cucharadita de *desmodium*, tapa y deja infusionar 3 minutos. Pasado ese tiempo, añade 1 cucharadita de té verde y deja infusionar con el recipiente tapado 3 minutos más todo junto. A continuación, añade 1 cucharada de aceite de coco o *ghee.*

Falsas tostadas de calabaza con compota de fruta y queso vegano

Precalienta el horno a 180 °C. Pela la calabaza y quítale las semillas. Puedes comprar una calabaza ya cortada.

Con un cuchillo afilado o una mandolina, córtala en forma de rebanadas y distribúyelas en una bandeja de horno forrada de papel vegetal, rocíalas con un poco de Aove y hornéalas 15 minutos aproximadamente. Añade un poco de sal y especias al gusto. También se pueden hacer en la tostadora.

Para la compota de fruta: Pela y trocea fruta de temporada y métela 2 minutos en el microondas en un recipiente adecuado con 1 cucharadita de *ghee.* Sácalo, chafa con el tenedor y añade canela. También puedes poner un poco de agua a calentar, añadir la fruta pelada y cortada en trozos más o menos iguales y cocinar hasta que la fruta esté blanda. A continuación, procede igual que en el caso anterior.

Para finalizar, corta lonchas de queso vegano y monta la tostada.

COMIDAS

Ensalada de trigo sarraceno con pepino, zanahoria, aceitunas y calabacín al toque de pesto

Lava el trigo sarraceno y déjalo en remojo de 8-12 horas con 1 cucharadita de sal. Escúrrelo y tuéstalo en una sartén sin aceite.

A continuación, pon 2 partes de agua por 1 parte de cereal, llévalo a ebullición y cuece 4-5 minutos. Mientras, corta las verduras menuditas, deshuesa las aceitunas y trocéalas.

Cuando el trigo esté cocido, escúrrelo y ponlo en un bol con las verduras y las aceitunas troceadas.

Para la salsa pesto: Pela y corta 1 ajo, quitándole la parte verde central. Tritúralo en el vaso de la batidora junto con un puñado de hojas de albahaca frescas y 4 cucharadas de Aove y un poco de sal. Si prefieres una consistencia más ligera, añade un poco de agua buena hasta conseguir la textura adecuada.

Poke bowl de arroz basmati, guisantes, col lombarda, pepinillos, rúcula, germinados, alga wakame y semillas de calabaza tostada

Lava el arroz basmati hasta que el agua salga limpia y escurre.

Pon en una olla la misma cantidad de agua que de arroz y, cuando empiece a hervir, tapa y deja cocer a fuego bajo 12 minutos. Pasado ese tiempo, añade los guisantes frescos y deja 3 minutos más. Añade la sal al final de la cocción para que no se endurezcan. Retira del fuego y deja reposar con la olla tapada. Escurre y reserva.

Mientras se cuece el arroz, corta la col lombarda en juliana, ponla en un bol con zumo de limón, vinagre de manzana y un poco de sal y déjala reposar 15 minutos.

Para emplatar, pon en un bol una base de arroz con guisantes, a continuación, la col lombarda encurtida, los pepinillos picados, la rúcula limpia y escurrida, los germinados y el alga wakame escurrida, que habrás hidratado previamente 5 minutos. Y, para terminar, añade las semillas de calabaza tostadas.

Crackers *de sarraceno con queso de anacardos y rúcula*

Precalienta el horno a 180 °C. Mientras tanto, en un bol de cristal grande, mezcla 1 taza de copos de trigo sarraceno, ¾ de taza de pipas de calabaza, ⅓ de taza de pipas de girasol, ⅓ de taza de semillas de sésamo crudo, un poco de orégano seco, 2 cucharadas de *psyllium* en polvo y 1 cucharadita de sal.

Añade 1 cucharada de Aove y mézclalo con todos los ingredientes. A continuación, añade ¾ de taza de agua y remueve bien. Déjalo reposar 4 horas para que se ablande y se pierdan antinutrientes.

Coloca la mezcla en una bandeja de horno entre dos hojas de papel vegetal para poder extender bien la masa. Cuando la tengas con el grosor de las *crackers*, retira el papel de arriba y hornéala 15 minutos por cada lado.

Saca del horno y deja que se atempere. Ya puedes cortar tus *crackers* al tamaño que quieras.

Acompáñalos con rúcula y queso de anacardos.

Quinoa salteada con aceite, cebolla y setas ostra al ajo/perejil

Lava bien la quinoa bajo el grifo y escúrrela.

En una sartén o cazuela de fondo grueso tuesta ligeramente la quinoa cruda con 1 cucharada de Aove un par de minutos. Añade el doble de agua hirviendo con sal (o lo que recomiende el fabricante), cuece a fuego bajo 15-20 minutos con la cazuela tapada hasta que la quinoa quede suelta y transparente.

Mientras se cuece la quinoa, pon 1 cucharada de aceite de oliva (Aove) en una sartén y saltea 1 cebolla picada hasta que quede transparente.

Pica 2 ajos y 4 ramas de perejil y tritura en la batidora con 4 cucharadas de Aove y una pizca de sal.

Lava las setas ostra y córtalas en trozos iguales no muy grandes, añádelas a la cebolla pochada y vierte la mitad de la salsa de aceite, ajo y perejil por encima, remueve y deja unos minutos para que se integren los sabores.

Añade la quinoa que teníamos reservada, cocina todos los ingredientes juntos unos minutos y sirve.

Sirve el resto de la salsa de ajo y perejil en una salsera para que cada uno lo aliñe a su gusto.

Crep de huevo y plátano macho con levadura de cerveza y orégano

Para la masa: Bate 1 huevo de gallinas felices y añade 2 plátanos macho chafados con un tenedor, 1 cucharada rasa de levadura de cerveza y 1 cucharadita de orégano. Mezcla hasta que quede una masa homogénea.

Pon un poco de Aove, *ghee* o aceite de coco en una sartén, vierte la masa de los creps y deja cocer 2-3 minutos por cada lado o hasta que la masa esté cocida.

CENAS

Quinoa a la boloñesa (con lentejas)

Cuece las lentejas coral, 1 ½ taza de agua por taza de lentejas. No añadas sal al agua de cocción para que no se endurezcan.

Hierve 15-25 minutos, dependiendo de la dureza del agua. Reserva.

Mientras se cuecen las lentejas, lava bien la quinoa bajo el grifo y escurre.

Calienta 1 cucharada de Aove en una sartén o cazuela de fondo grueso y tuesta la quinoa ligeramente 2 minutos. Añade el doble de agua hirviendo con sal (o lo que recomienden las instrucciones de cocción) y cuece a fuego bajo 15-20 minutos con la cazuela tapada hasta que la quinoa quede suelta y transparente. Escurre el exceso de agua y reserva.

Pon un chorrito de Aove en una sartén y sofríe 1 cebolla, 1 trozo de apio, 4 tomates deshidratados y 1 zanahoria picados a daditos pequeños 15 minutos a fuego medio o hasta que se doren las verduras. Sazona con sal marina, pimienta rosa y orégano seco al gusto.

A continuación, tritura con la batidora las lentejas que teníamos reservadas, incorpora la mezcla a la sartén con las verduras y remueve bien.

Sirve la quinoa en un plato, vierte la salsa boloñesa por encima y espolvorea con queso de coco rallado y un poco de orégano seco al gusto.

Humus de guisantes con zanahoria para dipear

Escalda 300 g de guisantes frescos en agua hirviendo durante 5 minutos. Escúrrelos y deja que se enfríen. Mételos en el vaso de la batidora y tritúralos junto con ½ diente de ajo (quita la parte verde central), un chorro de zumo de limón, 2 cucharaditas de tahini o pasta de sésamo, 1 cucharadita de comino molido, una pizca de sal y un chorro de aceite de oliva virgen extra (Aove) hasta obtener un puré homogéneo.

Añade un chorrito de Aove y pimentón dulce por encima para decorar.

Para dipear: Lava y pela 2 zanahorias y córtalas en forma de bastoncitos del tamaño de un dedo. Para acompañar el humus puedes utilizar también otras verduras, como pimiento verde, apio, pepino, calabacín, etcétera.

Pasta de trigo sarraceno con huevo y brócoli al toque de jengibre y orégano

Lava y corta el brócoli en arbolitos pequeños. Pon una olla con agua al fuego, y cuando arranque el hervor, añade sal, cuece el brócoli 3-4 minutos y retíralo del agua.

En la misma agua, cuece 100 g de macarrones de trigo sarraceno 6 minutos o el tiempo que indique el fabricante para que estén al dente. Escurre y enfríalos con agua fría. Escurre de nuevo y añade un chorrito de aceite. Reserva.

Cocina 1 huevo pasado por agua 3 minutos y reserva.

Calienta un chorrito de aceite en una sartén ancha con 1 diente de ajo laminado, el brócoli que habíamos reservado y los macarrones. Añade jengibre rallado y saltéalo todo junto unos instantes.

Emplata los macarrones con el brócoli y el jengibre, pon el huevo escaldado en el centro y decora con orégano seco.

RECETAS DE VERANO

COMIDAS

Crema fría de apio, manzana y calabacín (triturar en crudo) con gotas de limón

Pon todos los alimentos bien limpios y cortados en trozos pequeños (quítale las hebras a la penca del apio) en el vaso de la batidora y tritúralos hasta obtener una crema fina. Salpimienta y añade unas gotas de limón.

Magret de pato con compota de arándanos

Pon una sartén al fuego sin aceite.

Hazle unos cortes poco profundos en diagonal al magret de pato por la parte de la grasa para que se cocine mejor.

Coloca el magret en la sartén ya caliente por el lado de la grasa y deja cocinar 6 minutos a fuego medio. Verás que desprende mucho aceite; aprovéchalo para cocinar el otro lado 3 minutos (no tires el aceite sobrante, reutilízalo para cocinar otros platos).

Trincha el magret y emplata con la compota de arándanos de guarnición.

Para la compota de arándanos: Pon 50 g de arándanos en una cazuela con 50 ml de agua y déjalos a fuego bajo 5 minutos. Tritura y, si ha quedado muy espesa, añade un poco de caldo de pollo. Vuelve a triturar. (Puedes reservar unos arándanos para ponerlos enteros como decoración).

Pavo o conejo con ajo y perejil

Macera la carne en una salsa hecha con Aove, ajo y perejil fresco picados y un poco de sal.

Déjala en la nevera al menos 3 horas. A continuación, cocina la carne de pavo o de conejo en una sartén con el macerado y añade ½ vaso de caldo de pollo. Baja el fuego y tapa. Cocina hasta que la carne quede tierna.

Pollo, aceitunas, cebolla y calabacín guisado con caldo de pollo

Pon el pollo salpimentado y cortado en trozos no muy grandes en una sartén con 3 cucharadas de Aove (podemos utilizar la grasa que tenemos guardada del magret) y dóralo a fuego fuerte. Reserva.

En la misma sartén, sofríe 1 cebolla picada fina en el aceite que nos ha quedado de dorar el pollo. Cuando esté transparente, añade una pizca de sal y 1 calabacín cortado en daditos. Deja cocinar unos minutos.

Incorpora el pollo que tenías reservado junto con un vaso de caldo de pollo y añade si quieres especias al gusto (cúrcuma, romero, tomillo...) y las aceitunas.

Cocina a fuego medio con la sartén tapada hasta que el pollo quede tierno. Si es necesario, añade más caldo durante la cocción para que no quede seco.

Gazpacho de sandía, pepino, ajo y cebolla con menta

En un recipiente, pon ½ kg de sandía sin piel, troceada y sin pepitas, 3 pepinos sin piel y troceados, ¼ de cebolla tierna, 1 ajo pequeño sin la parte verde central, unas hojas de menta fresca, ½ cucharadita de sal y un chorrito de vinagre de manzana. Bate con la batidora hasta que quede sin trozos ni grumos. Mientras bates, ve agregando poco a poco el aceite de oliva (4 cdas Aove). Rectifica de sal y vinagre, mezcla de nuevo y enfríalo.

Puedes decorarlo con unas hojas de menta fresca.

Si te repite el ajo, puedes meterlo con piel en el microondas 8 segundos antes de añadirlo al vaso de triturar (así también es más fácil quitarle la piel entera).

Tortilla de espinacas de 2 huevos

Pon 1 ajo triturado en una sartén con 1 cucharada de Aove y, antes de que empiece a dorarse, añade las espinacas limpias y tapa la sartén. Cocina a fuego medio hasta que las espinacas se ablanden. Escurre el líquido sobrante.

Mientras se cocinan las espinacas, bate 2 huevos con una pizca de sal en un cuenco grande. Añade las espinacas escurridas y en la misma sartén, con unas gotas de Aove, hacemos la tortilla hasta que cuaje el huevo.

Sopa de melón, leche de coco y menta con germinados de cebolla

Parte 1 melón, quítale la piel, pon toda la pulpa en el vaso de la batidora y tritura junto con unas cucharadas de leche de coco y unas hojas de menta fresca. Añade una pizca de sal y un poco de pimienta negra (opcional). Refrigera en la nevera. Añade unos germinados de cebolla antes de consumir.

Helado natural (congela fruta troceada y tritura con un toque de limón y hojas de menta), plátano-melocotón

Lava y pela 1 melocotón y pela 1 plátano maduro. Trocea las frutas limpias y congela 24 horas mínimo.

Tritúralos o pícalos bien con unas hojas de menta y unas gotas de limón. Sírvelo en una copa con una cuchara de hacer bolas y consúmelo de inmediato.

CENAS

Vichyssoise con leche de coco

Prepara un caldo con una zanahoria, la parte verde de los puerros, unas ramas de perejil, un muslo y una carcasa de pollo. Hierve 25 minutos y añade un poco de sal. Reserva.

Limpia una cebolleta y los puerros, pon en una cazuela un poco de aceite de oliva (Aove) y sofríe a fuego suave. Añade el caldo que hemos preparado antes y deja hervir 20 minutos. Tritura, cuela y añade leche de coco. Sirve bien frío.

Crema fría de col lombarda y pera

Lava y trocea 1 col lombarda, 1 puerro y 1 pera.

En una sartén honda, sofríe las verduras con un poco de aceite, añade agua o caldo hasta cubrirlas, tapa y deja cocer a fuego medio-bajo unos 30 minutos. Tritura y pásalo por el chino si fuera preciso. Mientras tanto trocea un poco de cebollino y fríelo con un chorrito de aceite. Ten cuidado de que no se queme. Decora la crema con él.

Merluza con puerro plancha con tapenade aceitunas

Pon un poco de Aove en una sartén y sofríe 1 puerro triturado. Reserva.

Salpimienta los lomos de merluza y hazlos a la plancha en la misma sartén con el aceite de sofreír los puerros.

Para la tapenade de aceitunas: Tritura las aceitunas negras junto con las alcaparras, el perejil y Aove hasta que te quede la textura deseada.

Gazpacho de sandía

En un recipiente, pon ½ kg de sandía sin piel, troceada y sin pepitas, 3 pepinos pelados y troceados, ¼ de cebolla tierna, 1 ajo pequeño sin la parte verde central, unas hojas de menta fresca, ½ cucharadita de sal y un chorrito de vinagre de manzana. Tritura con la batidora hasta que quede sin trozos ni grumos. Mientras bates, ve agregando poco a poco el aceite de oliva (4 cdas Aove). Rectifica de sal y vinagre, mezcla otra vez y enfría.

Puedes decorarlo con unas hojas de menta fresca.

Wok de pollo con verduras y aceitunas

Calienta 1 cucharada de Aove en un wok y dora 200 g de pechuga de pollo salpimientada cortada en tiras.

Retira el pollo y, en el mismo aceite, saltea 1 cebolla y 1 zanahoria en juliana y 1 calabacín cortado en tiras, por este orden. Saltea 5 minutos con una pizca de sal. Agrega las pechugas de pollo que tenías reservadas y las aceitunas negras. Remueve 5 minutos más para que se integren los sabores. Sirve caliente con un chorrito de Aove por encima.

Puerro a la plancha con mayonesa casera con aceite de oliva.

Lava y parte la parte blanca de los puerros por la mitad en vertical.

Calienta en una sartén un chorrito de Aove y cocina los puerros a la plancha. Dales la vuelta cuando estén tiernos.

Para la mayonesa casera: Coloca en el vaso de la batidora 1 yema de huevo, 1 vaso de Aove y una pizca de sal. Si quieres puedes añadir unas hojas de perejil antes de triturar.

Tritura a baja potencia con el brazo de la batidora en el fondo del vaso hasta que se ligue la salsa. Entonces ya puedes subir el brazo poco a poco hasta que esté emulsionada la mayonesa.

Crema fría de brócoli y manzana con algas (triturar en crudo con caldo o agua)

Lava y corta los arbolitos de brócoli, pela y trocea 1 manzana y tritúralo todo en crudo junto a 2 g de *chlorella* en polvo o espirulina con 200 ml de caldo de verduras o agua. Sirve fría.

Sopa fría de calabaza con yogur de coco con pimienta rosa

Pela y trocea ½ calabaza y 1 cebolla pequeña. En una sartén calienta 1 cucharada de Aove y saltea la calabaza y la cebolla. Salpimienta.

Cubre las verduras con caldo de verduras o agua y deja cocer hasta que estén tiernas. Retira del fuego y deja enfriar. Añade un yogur de coco y una pizca de pimienta rosa. Tritura hasta obtener una crema fina.

Pulpo plancha con calabacín plancha

Para que el pulpo al cocerlo no quede duro, hay que congelarlo previamente o comprarlo ya congelado.

Pon una olla grande con agua a hervir y mete el pulpo ya descongelado 3 segundos y sácalo otros 3 segundos. Repite esta operación 3 veces. A este proceso se le llama «asustar el pulpo».

Cuece el pulpo 15 minutos por kilo de peso o hasta que esté blando y puedas clavarle el tenedor.

Pela y lamina 2 ajos y pica unas ramitas de perejil. Pon un poco de aceite a calentar en una sartén, añade el ajo y, cuando empiece a dorarse, añade los brazos del pulpo y cocina 4 minutos por cada lado. Añade sal gruesa y el perejil picado. Sirve acompañado de calabacín a la plancha.

RECETAS DE VERANO VEGETARIANAS

COMIDAS

Gazpacho de sandía, pepino, ajo y cebolla con menta

En un recipiente, pon ½ kg de sandía sin piel, troceada y sin pepitas, 3 pepinos sin piel y troceados, ¼ de cebolla tierna, 1 ajo pequeño sin la parte verde central, unas hojas de menta fresca, ½ cucharadita de sal y un chorrito de vinagre de manzana. Bate con la batidora hasta que quede sin trozos ni grumos. Mientras bates, ve agregando poco a poco el aceite de oliva (4 cdas Aove). Rectifica de sal y vinagre, mezcla de nuevo y enfríalo.

Puedes decorarlo con unas hojas de menta fresca.

Si te repite el ajo, puedes meterlo con piel en el microondas 8 segundos antes de añadirlo al vaso de triturar (así también es más fácil quitarle la piel entera).

Tabulé de amaranto, aceitunas, cebolla y calabacín rallado con perejil o cilantro y vinagreta de limón y Aove

Lava el amaranto y déjalo en remojo 8-12 horas. A continuación, calienta 1 cucharada de Aove en una sartén o cazuela de fondo grueso y tuesta el amaranto en grano ligeramente 2 minutos. Añade el doble de caldo o agua hirviendo con sal (o lo que recomiende el fabricante) y deja cocer a fuego bajo 20 minutos con la cazuela tapada hasta que se evapore el caldo y los granos queden sueltos.

Mientras se cuece el seudocereal, deshuesa las aceitunas y pica las verduras y las aceitunas en daditos.

Pica 2 ramas de perejil o cilantro y mezcla.

Prepara una vinagreta con la ralladura de ½ limón, su zumo, 4 cucharadas de Aove y una pizca de sal. Vierte por encima y mezclar bien para que se integren los sabores.

Sopa de melón, leche de coco y menta con germinados de cebolla

Parte 1 melón, quítale la piel, pon la pulpa en el vaso de la batidora y tritura con unas cucharadas de leche de coco y unas hojas de menta fresca. Añade una pizca de sal y de pimienta negra (opcional). Refrigera en la nevera. Añade unos germinados de cebolla antes de consumir.

Humus de calabacín con verduras crudas (zanahoria y apio para dipear)

Pon 2 calabacines ecológicos limpios y con su piel en una batidora y tritúralos junto con ½ diente de ajo (quita la parte verde central), un chorro de zumo de limón, 2 cucharaditas de tahini, 1 cucharadita de comino molido, una pizca de sal y un chorro de aceite de oliva virgen extra hasta obtener un puré homogéneo.

Añade un chorrito de Aove y pimentón dulce por encima para decorar.

Para dipear: Lava 1 zanahoria eco y 1 rama de apio y córtalas en bastoncitos del tamaño de un dedo. Para acompañar el humus puedes utilizar también otras verduras como bimi, pepino, calabacín, etcétera.

Carpaccio de zanahoria y pepino con tofu sedoso, vinagreta y sal bio

Lava 1 zanahoria eco y pela 1 pepino. Corta las verduras en varitas finas y acompáñalas de tofu sedoso bien escurrido (es un tofu más blando que el tofu normal, pero es importante quitarle el exceso de agua).

Prepara una vinagreta con 2 cucharadas de AOVE, la ralladura de 1 limón (sin la parte blanca), el zumo del limón, un chorrito de salsa tamari y sal bio. Vierte la vinagreta sobre el carpaccio y el tofu.

Helado natural (congela fruta troceada y tritura con un toque de limón y hojas de menta). Plátano-melocotón

Lava y pela 1 melocotón y pela 1 plátano maduro. Trocea las frutas limpias y congela 24 horas mínimo.

Tritúralo o pícalo bien (congelado o semicongelado) con unas hojas de menta y unas gotas de limón. Sírvelo en una copa con una cuchara de hacer bolas y consúmelo de inmediato.

CENAS

Vichysoise con leche de coco

Prepara un caldo con una zanahoria, la parte verde de los puerros, unas ramas de perejil, un muslo y una carcasa de pollo. Hierve 25 minutos y añade un poco de sal. Reserva.

Limpia una cebolleta y los puerros, calienta un poco de Aove en una cazuela y sofríelos a fuego suave. Añade el caldo que hemos preparado antes y deja hervir 20 minutos. Tritura, cuela y añade leche de coco. Sirve bien fría.

Crema fría de col lombarda y pera, nueces y levadura nutricional

Lava y trocea 1 col lombarda, 1 puerro y 1 pera.

Sofríe las verduras con un poco de aceite en una sartén honda, cúbrelas con agua o caldo, tapa y deja cocer a fuego medio-bajo 30 minutos.

Salpimienta y añade 1 cucharada de levadura nutricional. Tritura las verduras junto con la pera y pásalas por el chino si fuera preciso. Mientras tanto trocea unas nueces tostadas y añádelas a la crema para que le dé un toque crujiente.

Gazpacho de sandía

En un recipiente, pon ½ kg de sandía sin piel, troceada y sin pepitas, 3 pepinos pelados y troceados, ¼ de cebolla tierna, 1 ajo pequeño sin la parte verde central, unas hojas de menta fresca, ½ cucharadita de sal y un chorrito de vinagre de manzana. Tritura con la batidora hasta que quede sin trozos ni grumos. Mientras bates, ve agregando poco a poco el aceite de oliva (4 cdas Aove). Rectifica de sal y vinagre, mezcla otra vez y enfría.

Puedes decorarlo con unas hojas de menta fresca.

Sopa fría de calabaza con yogur de coco con pimienta rosa.

Pela y trocea ½ calabaza y 1 cebolla pequeña. Calienta 1 cucharada de Aove en una sartén y saltea la calabaza y la cebolla. Salpimienta.

Cubre las verduras con caldo de verduras o agua y deja cocer hasta que estén tiernas. Retira del fuego y deja enfriar. Añade un yogur de coco y una pizca de pimienta rosa. Tritura hasta obtener una crema fina.

RECETAS DE OTOÑO

DESAYUNOS

Infusión de regaliz, llantén, desmodium, 1 cda de aceite de coco

Pon 250 ml de agua a calentar en una cazuela. Justo antes de que arranque el hervor, apaga y retira del fuego. Añade 1 cucharadita de regaliz, 1 cucharadita de desmodium y 1 cucharadita de llantén.

Tapa y deja infusionar 6-7 minutos. Antes de tomar, añade 1 cucharada de aceite de coco y remueve.

Boniato al horno con ghee *y yogur vegetal*

Precalienta el horno a 200 °C. Mientras coge la temperatura, lava los boniatos, pélalos y córtalos a rodajas.

Cuando el horno esté caliente, pon las rodajas de boniato untadas con *ghee*, sal y pimienta *(sishimi togarashi)* en una bandeja de horno forrada de papel vegetal y hornea 20 minutos (depende del grosor de las rodajas).

Acompáñalo de un yogur vegetal.

COMIDAS

Vinagreta

4 cucharadas de Aove, 2 cucharadas de vinagre de manzana eco, ½ ajo picado muy pequeño, 1 cucharadita de mostaza antigua, una pizca de pimienta y un poco de sal.

Salsa pesto (sin queso)

Tritura 1 ajo con hojas de albahaca frescas y 4 cucharadas de Aove, piñones al gusto y toque de sal.

Ensalada de patata, salmón marinado, rúcula, zanahoria y hoja de roble con vinagreta de vinagre de manzana

Cuece las patatas con piel en una olla con agua hirviendo y sal (las patatas previamente remojadas 4 horas para reducir antinutrientes). Cuando estén hechas (unos 20 minutos), retíralas del agua. Una vez atemperadas, pélalas y déjalas enfriar para poder cortarlas sin que se rompan.

Pon las patatas cortadas en dados en una fuente junto con el salmón marinado, zanahoria cruda rallada, rúcula y hoja de roble. Lo aliñas bien con una vinagreta emulsionada con 4 cucharadas de Aove, zumo de limón, mostaza antigua, vinagre de manzana, sal y pimienta rosa.

Para marinar 500 g de salmón: Pon en un cuenco grande ½ kg de sal gruesa, 2 cucharadas de eneldo seco y 200 g de azúcar. Cubre el fondo de una bandeja honda con la mezcla del marinado, coloca encima los lomos de salmón fresco con piel y riégalos con el resto de la mezcla. Déjalo 24-48 horas en la nevera (según el grosor) y ya lo tendrás marinado. Saca el salmón de la bandeja con el marinado y lávalo con agua buena para quitarle la sal. Píntalo con un pincel con aceite de oliva extra virgen y ya lo puedes cortar en lonchas o en tiras, según te convenga.

Tabulé de brócoli escaldado, azukis, jamón ibérico, zanahoria rallada, calabacín crudo, aceitunas negras con aceite (Aove)

Lavar la legumbre y ponerla en remojo 8-12 horas. Cambia el agua un par de veces para eliminar antinutrientes. A continuación, cuece las azukis en agua hirviendo con sal y una hoja de laurel 40 minutos o según las instrucciones del fabricante (puedes utilizar un bote de azukis cocidas en conserva; enjuágalas bien bajo el grifo).

Mientras se cuecen las azukis, escalda 3 minutos el brócoli y ponlo en un bol con agua fría para cortar la cocción. Escurre y reserva.

Una vez cocidas las azukis, las escurres bien y las pones en un bol de cristal junto con la zanahoria rallada, los arbolitos de brócoli, el calabacín crudo cortado en daditos, el jamón ibérico cortado en virutas y deshidratado 1 minuto y medio a máxima potencia en el microondas (ponlo entre 2 hojas de papel vegetal) y 150 g de aceitunas negras de Aragón. Ralla la piel de medio limón y aliña con un chorretón generoso de aceite de oliva extra virgen. Puedes añadir las especias que quieras (perejil picado, pimienta recién molida, cúrcuma, clavo, comino, nuez moscada, menta fresca picada...).

CENAS

Crema de zanahoria, cebolla con cúrcuma y leche de coco

Pela y corta en trocitos iguales 6 zanahorias y 1 cebolla. En una sartén, funde 1 cucharada de *ghee* o Aove y añade la cebolla y las zanahorias cortadas. Sofríe 10 minutos, hasta que la cebolla quede transparente y las zanahorias suban de color. Añade la cúrcuma y el caldo de verduras caliente hasta cubrir las hortalizas y deja cocer tapado a fuego lento 20 minutos.

Ya en su punto, añade un vaso de leche de coco, tritura las hortalizas con la ayuda de un robot de cocina, salpimienta y sirve.

Patitas de pollo al orégano

Lava bajo el grifo las patitas de pollo. Para asegurarte de que quedan perfectamente limpias frótalas con sal y córtales las uñas.

Pon agua con sal a calentar en una olla y hierve las patitas 5 minutos.

Pasado este tiempo, deja atemperar y pélalas. Lávalas otra vez para desprender los restos de piel que hayan quedado.

Calienta el horno a 180 °C. Mientras coge la temperatura, mezcla en un bol Aove, zumo de limón, orégano, sal y pimienta y macera las patitas en el aderezo.

Hornea 45 minutos y sirve caliente.

Pies de cerdo con compota de arándanos

Limpia los pies de cerdo muy bien. Chamúscalos con un mechero o soplete para eliminar los pelos. A continuación, hiérvelos en una olla con agua, sal y una hoja de laurel 3-4 horas a fuego bajo. Si dispones de olla exprés acortarás el tiempo a 40 minutos una vez que el agua empiece a hervir.

Una vez cocidos los pies, cuela el caldo y guárdalo para futuras recetas. Es ideal para hacer salsas.

Calienta la plancha y pon un chorrito de Aove. Cuando esté caliente pon los pies de cerdo hervidos y dora por ambos lados.

Sírvelos con compota de arándanos.

Crema de calabacín y zanahoria con aceite de oliva

Pica 1 cebolla y 1 ajo y trocea 2 zanahorias y 2 calabacines. Saltea las verduras con un poco de aceite por este orden, añade caldo de verduras y una pizca de sal y deja cocer 10 minutos.

Retira del fuego y bate. Añade un buen chorretón de aceite de oliva en crudo antes de consumir y algunos tropezones de germinados o de las mismas verduras que se han utilizado para hacer el puré.

Brócoli y papa hervida 4 min con olivada negra

Hierve la patata (previamente remojada 4 horas) 20 minutos y en otra olla el brócoli 4 minutos.

Sirve con olivada negra.

Para la olivada negra: Tritura en una batidora 150 g de olivas de Aragón, 15 g de alcaparras, 2 filetes de anchoa (opcional), el zumo de ½ limón, ½ ajo pelado y 2 cucharadas de Aove hasta que quede una pasta ligada.

Humus de azukis con trigo sarraceno

Lava bien bajo el grifo 100 g de trigo sarraceno en grano y 200 g de judías azukis en coladores separados (puedes hacer el doble para la comida del sábado). A continuación, ponlos en remojo en boles separados 8-12 horas.

A la mañana siguiente, pon una olla con agua, sal y una hoja de laurel al fuego y cuando arranque el hervor cuece las azukis 40 minutos o según las instrucciones del fabricante.

Escurre y reserva.

En otra olla, pon 200 ml de agua y cuando arranque el hervor añade 100 g de trigo sarraceno en grano y deja cocer 20 minutos o hasta que se consuma el agua.

Escurre y reserva.

Para el humus: Tritura las azukis ya cocidas, 1 diente de ajo (quitar la parte verde central), 1 cucharadita de comino en grano, 1 cucharadita de tahini, 50 ml de aceite de oliva, 1 chorrito de limón, perejil fresco y sal.

Tritura todos los ingredientes y espolvorea con perejil picado fino por encima.

Para emplatar, pon el humus de azukis dentro de un aro de cocina en el centro del plato y añade alrededor el trigo sarraceno aliñado con Aove, ralladura de limón, cúrcuma, pimienta negra recién molida y nuez moscada.

Crema de calabaza con cúrcuma y jengibre

Retira la piel y la parte con hebras y semillas del centro a ½ kg de calabaza y córtala en daditos. Pela y corta 1 cebolleta en tiras finas y 1 ajo.

Rehoga la cebolla, el diente de ajo y la calabaza 5 minutos en una sartén honda con un poco de aceite. Cúbrelo con caldo de verduras y deja cocer a fuego medio-bajo 20-25 minutos, hasta que esté tierna la calabaza. Una vez cocida, añade jengibre rallado y 1 cucharadita de cúrcuma. Tritura hasta que quede una crema con ayuda de una batidora eléctrica, salpimiéntala y sirve inmediatamente en boles individuales con unas pipas de calabaza por encima.

Puerro plancha con humus de lenteja coral por encima

Limpia y corta la parte blanca de los puerros longitudinalmente en cuartos.

Escúrrelos bien y saltéalos a la plancha con un poco de aceite de oliva, hasta que estén dorados por fuera y tiernos por dentro.

Para el humus: Tritura las lentejas ya cocidas, 1 diente de ajo (quitar la parte verde central), 1 cucharadita de comino en grano, 1 cucharadita de tahini, 50 ml de aceite de oliva, 1 chorrito de limón, perejil fresco y sal.

Caldereta de arroz, pescado y verduras al gusto

Prepara un fumet de pescado con la cabeza de las gambas, la cabeza y las espinas del rape, 1 puerro, 1 cebolla, 1 nabo y 1 zanahoria en 1 litro de agua.

Mientras, pela y pica 1 cebolla, 1 tomate (o 1 cucharada de salsa de tomate) y 1 ajo, limpia 1 zanahoria y 1 calabacín y córtalos en trozos pequeños. Calienta un poco de aceite en una cazuela y rehoga las verduras 5 minutos.

Incorpora a la cazuela 1 sepia cortada en dados, un par de gambas por persona y 100 g de rape cortado en dados por persona, salpimienta y rehoga todo junto unos minutos.

Antes de añadir el arroz, saca las gambas y resérvalas. Añade el arroz y saltéalo 1-2 minutos sin dejar de remover.

A continuación, vierte el fumet caliente que has preparado y mantenlo a fuego fuerte hasta que hierva. Baja el fuego y deja cocer 10 minutos antes de incorporar las gambas, rectifica de sal y continúa la cocción 5-6 minutos más. Aparta del fuego, espolvorea un poco de perejil picado por encima. Deja reposar un par de minutos antes de servir.

RECETAS VEGETARIANAS DE OTOÑO

Crema de zanahoria, cebolla y cúrcuma con leche de coco

Pela la cebolla y la zanahoria y saltéalas con aceite de oliva. En cuanto empiecen a dorarse, añade la leche de coco y cuece 8 minutos. Apaga el fuego, salpimienta *(sishimi togarashi)* y añade cúrcuma al gusto para poder triturar dejando una textura cremosa. Se puede cambiar la cúrcuma por jengibre si se prefiere.

Amaranto, semillas de sésamo tostadas, alcaparras y rúcula salteado con ghee al ajo y perejil, orégano

Remoja las semillas de amaranto durante la noche, límpialas y hiérvelas con el agua del remojo 15-20 minutos (al remojarlo se cuece antes de los 30 minutos aconsejados) o ve probando hasta que estén a tu gusto. Escurre y reserva.

En una sartén, tuesta las semillas de sésamo ligeramente, añade el *ghee* y el ajo y, cuando se dore el ajo, añade el amaranto y las alcaparras. Mezcla bien en la sartén para que se integren los sabores y, con el fuego apagado, añade la rúcula, corrige de sal o añade un toque de tamari y emplata.

Salteado de col rizada, chirivía y aceitunas negras

Lava la col, córtala en tiras finas o rállala con mandolina. Mientras saltea la chirivía pelada y cortada en una sartén con aceite de oliva. Cuando se empiece a dorar, añade las aceitunas negras sin hueso y cortadas en rodajas, remueve 1 minuto y añade la col rizada, mezcla bien y saltea 3 minutos a fuego medio. Listo, rico y sencillo. Ponle orégano o hierbas provenzales si lo deseas.

Humus de lenteja coral y remolacha con crackers *de sarraceno*

Se trata de tener cocidas las lentejas (con el remojo previo obligatorio) y la remolacha para añadirla (con el equivalente a una bola de helado es suficiente) a la mezcla de las lentejas, 1 diente de ajo, perejil o cilantro al gusto, tahini tostado (1 cucharada) y zumo de medio o un limón.

Tritura esos ingredientes y reserva en la nevera para servir ligeramente frío.

Para los *crackers*: Después de una noche de remojo, lava bien el grano y tritúralo con agua (la mitad de agua que de grano) y un toque de sal y orégano. Cuando tengas una masa homogénea, extiéndela entre dos hojas de papel de horno para darle el grosor adecuado, la colocas en la bandeja y la horneas a 140 °C 40-50 minutos o hasta que esté crujiente.

Pasta de trigo sarraceno a la napolitana

Hierve la pasta al dente y reserva. Pela, lava y corta en juliana o trozos pequeños la zanahoria, la cebolla, los champiñones y el calabacín, saltéalos 4-5 minutos con aceite de oliva y 1 diente de ajo, añade tomate triturado y dejar que reduzca hasta que la salsa espese.

Una vez espesa la salsa, añade la pasta y 1 cucharada de levadura nutricional, remueve bien, añade perejil u orégano y a disfrutar.

Caldereta de arroz, setas y verduras al gusto

A mí me gusta utilizar arroz semiintegral. Déjalo en remojo toda la noche, lávalo bien, escúrrelo y reserva. Saltea las setas primero en la sartén y reserva, dora un poco la cebolla picada, añade las verduras escogidas (espárragos, zanahoria, calabacín, nabo y 1 diente de ajo) y saltéalo todo un par de minutos para que se mezclen los sabores. Añade el arroz escurrido y las setas y mezcla bien hasta que el arroz se perle (toma un aspecto de perla) para que quede perfecto. En ese momento añade 2 veces y media más de caldo de verduras que de arroz y cuece 10 minutos. El remojo cambia los tiempos de cocción, así que mejor ve probándolo.

Añade hierbas provenzales y rectifica de sal y aceite.

7

Recomendaciones generales

- ✓ Evita beber agua en las comidas. Es mejor beberla entre horas, dos horas después de haber comido o diez minutos antes de comer. De esta forma tus digestiones serán mejores. El ácido clorhídrico de tu estómago disolverá con más eficacia los alimentos y los dejará en óptimas condiciones para que tu intestino les saque el máximo partido.

- ✓ Saborea cada bocado, come con tranquilidad, mastica y sé feliz, pues está demostrado que quien mastica más veces y come con más tranquilidad produce más endorfinas de sobremesa, que intensifican el placer que nos produce comer.

- ✓ No dejes de comer vegetales crudos. Si eres de aquellos a los que se les infla la barriga cuando los comen, potencia las maceraciones en vinagre, agua y sal integral sin refinar para mejorar tu tolerancia sin renunciar a las propiedades del alimento. Cocina las verduras para evitar la inflamación.

✓ Si entrenas antes de la cena, quizá toleres mejor una ensalada, pero si no es el caso, prioriza la verdura cocinada, ya que por la noche cuesta más digerir las verduras crudas.

✓ Cocina, pero no destruyas los alimentos ni sus nutrientes con el exceso de cocinado. Cocinar a altas temperaturas y demasiado tiempo transforman un alimento con propiedades saludables en un trozo de comida sin sustancia alguna. No olvides que somos animales y para nosotros es más saludable comer los alimentos con el mínimo procesado o sin él. Cocina a temperaturas bajas y con tiempos de cocción muy cortos, como hacen los orientales con la técnica del wok. Prioriza la cocina al vapor, los salteados rápidos de tres minutos, el horno o incluso los hervidos que conservan el punto crujiente de las verduras y frutas y que no achicharren las carnes y los pescados.

✓ Si usas aceite para cocinar, que sea el de oliva, *ghee* o coco, pues aguantan temperaturas de 200 °C sin humear, quemarse o estropearse. Nunca cocines con aceite de lino o sésamo u otros aceites como el de soja, maíz o girasol. Y, en todos los casos, ponte aceite crudo cuando tengas el alimento en el plato. Hay que conservar en la nevera los aceites de semillas como el de lino para evitar que se oxiden. Escoge aceites ecológicos, pues tienen menos disruptores endocrinos.

✓ Si puedes almorzar y cenar pronto, mejor. En España se suelen llevar horarios de comida demasiado alejados de los biorritmos naturales. Nuestros biorritmos digestivos son buenos alrededor de las 12.00-13.00 h y sobre las 19.00 h, y es en esas horas cuando tenemos mayor capacidad digestiva. Eso queda muy lejos de las comidas a las 14.00 h y las cenas a las 21.00-22.00 h que nos impone la cultura social. Esos horarios favorecen que te vayas a dormir muy tarde o, lo que es peor, que te metas en la cama sin haber hecho la digestión. En ambos casos, el sueño no será bueno ni reparador. Si puedes, cena pronto y no comas nada hasta la mañana siguiente para no romper el ciclo depurativo y reparador del organismo, situado entre las 21.00 h y las 12.00 h del día siguiente. Aunque ya he explicado que puedes comer al despertar si tu cuerpo te lo pide.

✓ Si, como a mí, te gustan los purés o las cremas para cenar, procura que tengan algún ingrediente sólido para masticar (por ejemplo, pipas de calabaza o gambas salteadas). De esta forma, el puré no será pesado ni indigesto. Cuando comemos algo que no hay que masticar, la activación del proceso digestivo a nivel estomacal es menos eficaz.

✓ Puesto que es una alimentación sin gramajes, debes estar atento a lo que tu organismo te pide y no pasar de las señales de saciedad o de hambre. Para de comer si tu cuerpo te lo pide y come con sentido común si tienes hambre en una hora o momento que no es habitual.

✓ No seas radical, sé flexible o, como decía el maestro Bruce Lee, tal y como popularizó un anuncio televisivo: «*Be water, my friend*». No te preocupes si un día te saltas las premisas descritas en este libro. Si no tienes una patología que lo justifique, puedes estar tranquilo, pues una gota no hace un océano. Cuando te sientas en un compromiso gastronómico, acéptalo como una pequeña prueba para valorar cómo reacciona tu cuerpo y tu sistema digestivo.

✓ Planifica tu alimentación. En realidad, el proceso de alimentarse empieza en el momento en que haces la lista de la compra. Escoge bien qué día o días de la semana comprarás y qué ingredientes necesitarás para no improvisar. Improvisar es la mejor manera de no hacer bien las cosas. Dedica algo de tu tiempo libre a dejarte preparadas recetas que te hagan la vida más fácil y cómoda. A nadie le apetece cocinar después de una dura jornada de trabajo. Mejor si lo tenemos medio preparado (*batch cooking*) que improvisar.

✓ Música sí, televisión no. Comer con la televisión encendida es como practicar sexo mientras lees la prensa. O lo uno o lo otro: no se puede ser plenamente consciente del acto de comer y de las señales que percibimos de nuestro organismo. Y, por otro lado, si tienes la suerte de poder comer en familia o con amigos, pierdes el mejor momento de la vida para comunicarte con ellos.

✓ Decide cómo estructurarás la comida. Recomiendo dos opciones cuyas proporciones de macro y micronutrientes son las adecuadas: 1) superensalada o plato abundante de verdura como primer plato, y de segundo, la proteína animal con acompañamiento de verdura, si el primero fue ensalada, o alguna hortaliza rallada cruda si como primero escogiste verdura; 2) la proteína repartida en dos platos con una buena base de vegetales: una ensalada o verdura con proteína animal de primero y lo que no escogiste de segundo (por ejemplo, ensalada con mejillones y, de segundo, wok de verduras con pollo).

✓ Si tu opción es vegetariana, incrementa el consumo de grasas y controla los hidratos de carbono, pues es fácil aumentar inconscientemente los carbohidratos en la dieta y, por tanto, crear un estado proinflamatorio.

✓ El uso de sal suele ser controvertido. Muchas veces oímos que la sal de mesa es innecesaria, pues los alimentos ya llevan el sodio necesario para nuestro organismo, pero no olvidemos que si el consumo de verduras es elevado y el contenido en potasio aumenta, nuestra diuresis es mayor. Si sumamos el efecto de pérdida de electrolitos cuando sudamos al hacer ejercicio puede que nos quedemos cortos. Por eso, el uso de una sal no refinada, como la sal de roca mineral, nos aportará algo más que el cloruro sódico de la sal común o refinada, también lo hará en forma de minerales como el potasio, el magnesio y el calcio, además de numerosos oligoelementos, pero con el mismo contenido de cloruro sódico, o sea, que no podemos abusar. La OMS recomienda no sobrepasar los 5 g de sal por día (media barra de pan ya contiene esa cantidad). Recomiendo añadir

2-3 g de sal de roca para evitar la pérdida excesiva de electrolitos. Evita la sal si tienes un proceso autoinmune activo, ya que es contraproducente y puede agravar la situación o impedir que se produzca una buena recuperación.

✓ Si eres de los que notan que la fruta de postre no te sienta bien, tienes varias opciones: no la tomes o prueba con cítricos, que no fermentan tanto, o come la fruta cocinada. Aunque no existen evidencias de que tomar fruta de postre sea un problema, muchas personas que vienen a mi consulta se quejan de molestias al comerla, y esas molestias desaparecen cuando la retiran. Prueba y compara tus sensaciones.

8

Suplementos

Existen situaciones en las que se necesita una ayuda extra «antiinflamatoria»: quizá nuestra herencia genética nos predispone a tener algún tipo de inflamación, de la mucosa intestinal, por ejemplo, o a sufrir una lesión deportiva. Hoy en día disponemos de suplementos basados en fitoterapia que son muy efectivos si escogemos adecuadamente.

Existen fabricantes sin escrúpulos que no tienen inconveniente en vender productos de mala calidad o con menos principios activos de los que presumen. Esto supone un riesgo para la salud o, en el mejor de los casos, una eficacia nula en el tratamiento. Hay que consultar a un profesional para que nos indique qué suplementos son los adecuados.

ANTIINFLAMATORIOS NATURALES

Cúrcuma

La cúrcuma se presenta en diferentes formatos. Su principal problema es la biodisponibilidad o, lo que es lo mismo, la facilidad para ser absorbida y aprovechada de verdad.

La cúrcuma que ha sufrido una fermentación bacteriana presenta mayor biodisponibilidad,[1] y su absorción y metabolización aumenta hasta el 60 %.[2] Este tipo de cúrcuma persiste en la sangre hasta 72 h después de su ingesta, mientras que los mejores suplementos del mercado solo duran entre 4-6 horas. Siempre se debe consumir con comida para mejorar su absorción, ya que las grasas ayudan a que sus principios activos penetren mejor.

Jengibre

Es sin duda el gran olvidado en favor de la cúrcuma, pero este rizoma actúa con gran eficacia inhibiendo las vías inflamatorias. Es cierto que los estudios que apoyan sus efectos antiinflamatorios se han realizado *in vitro* o en roedores, pero su uso popular avala los resultados. Pocas personas conocen las cápsulas o el licuado fresco de jengibre que también se comercializa.[3]

Krill

Este microcrustáceo que forma parte de la alimentación de muchos mamíferos marinos nos proporciona una grasa omega-3 con unas proporciones de EPA y DHA (ácidos grasos indispensables para el humano) idóneas para mejorar nuestra salud, en general, y situaciones inflamatorias, en particular.

Es más efectivo que el aceite de pescado azul y no repiten después de tomarlos. Tiene mayor biodisponibilidad y, por su contenido en fosfolípidos, mejora la salud cerebral. Las personas alérgicas a los crustáceos pueden tener reacciones secundarias.[4]

Siempre debe consumirse con grasa para que se absorba mejor, y sus efectos son efectivos por la noche, cuando el inflamasoma y el sistema inmune están más activos.

Boswelia

La *Boswelia serrata* es una planta que ayuda en las inflamaciones osteoarticulares y en enfermos de Crohn. Según los estudios, mejora el dolor y la función articular.[5]

Sus efectos se ven potenciados si se asocia con la cúrcuma, y se está utilizando en el tratamiento de enfermedades inflamatorias intestinales como la enfermedad de Crohn o la colitis ulcerosa.

Sauco

Las flores y hojas del sauco se han utilizado históricamente para reducir la inflamación. Los extractos o tinturas que venden en las farmacias ayudan a reducir los procesos inflamatorios.[6]

Enzimas

La ventaja de utilizar enzimas para reducir la inflamación es que carecen de efectos secundarios y se pueden combinar con cualquier medicamento antiinflamatorio o en personas sensibles a la medicación. Deben tomarse fuera de las comidas y a veces en grandes cantidades.[7]

Es importante escoger enzimas vegetarianas para que no pierdan efectividad, ya que funcionan mejor en diferentes ph del estómago. Si se toman con las comidas notaremos que mejoran la digestión; reducen la sensación de estar hinchado, los eructos y los gases, y mejoran el tránsito intestinal.

Regaliz

No es extraño que el extracto de regaliz produzca efectos antiinflamatorios, ya que contiene corticoides naturales (glucocorticoides). Por esta razón, un profesional debe pautar la dosis adecuada a cada paciente según el propósito del tratamiento.[8]

Probióticos

Los suplementos probióticos basados en *Bifidobacterium* (*Bifidobacterium lactis*, *Bifidobacterium longum*, *Bifidobacterium bifidum*, *Bifidobacterium adolescentis*, *Bifidobacterium infantis*) poseen la capacidad de mejorar las inflamaciones del tracto digestivo cuando se tiene tendencia a sufrirlas.[9, 10, 11, 12] Hay que tener en cuenta que se absorben mejor con el estómago vacío. Por eso es mejor tomarlos antes de desayunar y esperar al menos diez minutos antes de comer nada o bien hora y media o dos horas después de cenar.

Coenzima Q10

Deriva de una benzoquinona liposoluble que se sintetiza a partir de la tirosina y la acetil coenzima A. Es la base de nuestra energía mitocondrial y tiene un importante papel en el freno de la oxidación en nuestro organismo. A pesar de no ser un antiinflamatorio por sí misma, neutraliza el exceso de inflamación y por eso desinflama.[13, 14]

Lo mejor es utilizar una Q10 reducida (ubiquinol) o, mejor aún, una Q10 en forma de ubiquinona pretratada térmicamente para mejorar su absorción. El déficit de selenio dificulta con frecuencia el aprovechamiento de la Q10, por lo que es aconsejable que nos aseguremos mediante un análisis de que los niveles de ese mineral sean los adecuados o estaremos tirando nuestro dinero y esperanzas de resultados por el retrete.[15]

Selenio

Este mineral tiene importantísimas implicaciones en numerosos procesos orgánicos. Por ejemplo, hay veinticinco genes que necesitan este mineral para expresarse. Si tenemos déficit de selenio y vitamina E es más probable que desarrollemos cáncer. La tiroides depende de él para funcionar adecuadamente, y si nos falta selenio nuestro estado de ánimo empeora y nos sentimos deprimidos y tristes. Reduce la velocidad a la que envejecemos y es útil en la menopausia.

Lo mejor es tomar un suplemento orgánico en forma de seleniometionina.[16]

Agua hidrogenada

El agua hidrogenada es simplemente agua natural con moléculas de hidrógeno añadidas. Es una unión débil y, por tanto, no muy estable, pero si se consume de manera adecuada ejerce efectos positivos en el organismo: mejora los niveles lipídicos, mejora la resistencia en deportistas entrenados o mejora el estrés oxidativo entre otros.

Aún es pronto para tener evidencia sólida sobre sus efectos en general y, más en concreto, sobre su efecto antiinflamatorio, pero tras varios estudios *in vitro* y en animales, en 2020 se publicó un estudio coreano realizado en humanos en relación con su efecto antiinflamatorio.

En un grupo de casi medio centenar de personas, la mitad tomó agua convencional y la otra mitad, agua hidrogenada o enriquecida con hidrógeno. Tras 4 semanas bebiendo 1,5 litros de agua hidrogenada, se redujo la activación de células inflamatorias por parte de los genes implicados, así como también el daño oxidativo.[17]

APLICACIONES TÓPICAS

Si sufrimos afecciones o enfermedades inflamatorias cutáneas, además de ayudar de forma integral desde la alimentación, también lo podemos hacer aplicando algún remedio sobre la zona afectada, pero ¿qué podemos utilizar? Veamos algunos ejemplos.

Aceite de jojoba

Si tengo que escoger un aceite para la piel que me dé tranquilidad en general, pero, sobre todo, con personas que sufren afecciones cutáneas como la dermatitis seborreica, la psoriasis, el acné o la rosácea, ese es la «joya» de la jojoba.[18, 19, 20]

Su composición lo convierte casi en un clon de la grasa dérmica o sebácea, que se absorbe con facilidad sin dejar residuo, y esto hace de él un «comodín» que puede usarse tanto en pieles grasas como en pieles secas o mixtas, pues proporcionará a las zonas secas la hidratación y la grasa que precisan y a las zonas grasas, el aceite vegetal, haciendo que el cuerpo no fabrique más en esa zona.

Por si fuera poco, a sus propiedades antiinflamatorias,[21] que se manifiestan en la reducción de sustancias inflamatorias como las prostaglandinas E2 y la infiltración de neutrófilos, se suma su capacidad de mejorar la cicatrización de las heridas,[22] pues al potenciar la síntesis de colágeno, acelera la curación.

Aceite de ricino

Es la gran sorpresa debido a los resultados que se obtienen con él donde otros aceites no han tenido el efecto deseado. Tiene la ventaja de ser eficaz con poca cantidad si es para el cabello, o mezclado con otros, como el de coco, almendras o la crema de karité, para la piel.

Se obtiene con el prensado de las semillas de ricino (*Ricinus comunis L.*). El principal productor es la India, aunque

China, Estados Unidos, Brasil y África también lo producen. Se utiliza ampliamente en la industria química y cosmética.

Fijémonos en cómo en los últimos veinticinco años han proliferado espectacularmente los estudios sobre él debido al interés generado por sus cualidades. Su uso no se limita a la cosmética. De hecho, la posibilidad de que sustituya al diésel como combustible es la principal causa de tanto interés.

Entre 2010 y 2015 se contabilizaron unos seiscientos trabajos de investigación centrados en el ricino.

El aceite de ricino prensado en frío es más claro y contiene menos yodo que el refinado, pero conserva mejor las propiedades que buscamos, aunque al conservar las lectinas y albúminas de las que carecen las versiones refinadas quizá sea más alergénico para algunas personas.[23]

Las propiedades que se le atribuyen tienen que ver con su principal componente, el ácido ricinoleico, que, junto con el otro componente, el ácido undecilénico:

- Hidrata la piel y evita las arrugas faciales.
- Previene infecciones por virus, bacterias y hongos.
- Reduce la inflamación cutánea.
- Ayuda a acabar con la queratosis.
- Cura o mejora el acné.
- Reduce los picores de la piel.
- Mejora las quemaduras solares.
- Es útil para alergias y erupciones cutáneas.
- Alivia el dolor.

Un estudio[24] le atribuye la propiedad de quitar los melasmas o manchas de la piel que se forman por causas hormonales o por culpa del sol. Se trata de aplicar, durante un minuto, el aceite de ricino en la mancha. Eso nos ahorra los más de cuatrocientos euros que cuestan otras técnicas para eliminar estas manchas molestas y antiestéticas.

Insistir en que si utilizas el aceite de ricino para eliminar una hiperpigmentación o melasma debes tener paciencia, y si el aceite de ricino orgánico (¡y sin hexano, importante!) te da problemas de inflamación o irritación, deberías probar el refinado, pues quizá eres alérgico a alguno de los componentes del aceite virgen prensado en frío.

Aceite de oliva virgen extra (Aove), nuestro tesoro

El aceite de oliva para fines cosméticos ya se utilizaba en la época de los griegos, aunque no se tenían tantos conocimientos como hoy en día, pero la calidad del aceite era probablemente sublime, pues no había productos tóxicos añadidos.

La calidad del aceite de oliva que se utiliza es un factor muy importante. Tienes que utilizar aceite de oliva virgen, que es rico en polifenoles. Uno de los aceites de oliva virgen más puros es el que producimos en nuestras tierras. Este aceite de oliva carece de aditivos y mezclas de otros aceites. Esto asegura que no irrite la piel.

Un estudio realizado en ratones para ver la capacidad de protección contra el cáncer de piel que tiene el aceite de oliva extra (Aove) concluyó que los ratones expuestos a radiaciones intensas a los que se les había protegido la piel con aceite de oliva tuvieron menor incidencia de tumores que los que no habían recibido la protección del Aove.[25]

Estas son algunas de las propiedades por las que el aceite de oliva es una buena opción para la piel y puede ser interesante si padeces de acné, pues es incluso más rápido para revertirlo que la medicación.

Se podría utilizar cualquier marca bio de aceite de oliva, como el que usas para aliñar tus platos, pero también podemos encontrar productos específicos para hidratar la piel de los bebés, como el Matarranía, empresa de Teruel, o escualeno de aceite de oliva de la marca Pureza Belleza Natural, ideal para pieles con psoriasis y dermatitis.

Propiedades para la piel del Aove[26]

Se compone de un 98-99 % de triglicéridos en forma de monoinsaturados (oleico, principalmente), con una pequeña cantidad de saturados, una proporción adecuada de poliinsaturados y 1-2 % de componentes menores.

Los componentes menores son alfa-tocoferol, compuestos fenólicos, carotenoides, escualeno, fitosteroles y clorofila, que le confieren las siguientes propiedades:

Antioxidante: Contiene polifenoles antioxidantes que neutralizan los efectos del sol. Estos antioxidantes ayudan a mantener la humedad de la piel en todo momento. El acné se cura más rápido si la piel está húmeda en vez de seca. Aunque el acné también cura con la piel seca, quedarán cicatrices y manchas.

Antibacteriano: Tiene propiedades antibacterianas. Dado que las bacterias empeoran el acné en la cara, sus propiedades antibacterianas evitan que empeore debido a infecciones bacterianas, lo que acelera la curación.

Antiinflamatorio: Tiene propiedades antiinflamatorias y, por tanto, puede ayudar a detener la inflamación en la cara. Esto es importante porque evita que el acné se vuelva infeccioso.

Exfoliante: Los exfoliantes para la piel hechos de aceite virgen extra puro se encuentran entre los mejores exfoliantes para sanar el acné. Ayudan a destapar los poros, eliminar las células muertas y mejorar la circulación de la piel. Estos exfoliantes reducen las cicatrices que deja el acné.

Los remedios tradicionales utilizan una mezcla de aceite de oliva con zumo de limón para eliminar las manchas de la piel. El zumo de medio limón con dos cucharadas de aceite de oliva extra virgen aplicado por la noche sobre las manchas de la cara las reduce y hasta las elimina.[27]

Otro remedio popular, para hidratar la piel en este caso, es mezclar cera de abeja con aceite de oliva. 6 cucharadas de aceite de oliva extra virgen con 5 cucharadas de cera de abeja calentada al baño maría. Hay que remover bien para unificar los componentes y dejar enfriar hasta que quede una crema sólida.

Es una lástima que siendo nuestro país el productor del mejor aceite de oliva del mundo no dedique esfuerzos a desarrollar estudios que nos ayuden a utilizar con más garantías este fantástico producto para la cosmética en general.

Manteca de karité, un clásico

De las nueces de karité, originarias de África occidental, se obtiene una cremosa pasta blanca que se utiliza como base de numerosos productos cosméticos naturales.

Sus propiedades son:[28]

- Antiinflamatoria y curativa.
- Emoliente y humectante.
- Antienvejecimiento. No está claro el mecanismo por el que tiene este efecto. Se sospecha que genera colágeno nuevo y elimina el degradado.

9

La inflamación crónica nos envejece más rápido

La inflamación crónica, así como la contaminación, producen un mayor contenido de radicales libres y esto conlleva una degeneración de las membranas de nuestras células, de todas las células. Las más visibles son las que afectan a la piel.

Por esta razón, cuando nos rodeamos de contaminación y nuestros cuerpos mantienen inflamación crónica de bajo grado, las arrugas aceleran su aparición, nos arrugamos antes y nuestro aspecto se muestra envejecido.

Este envejecimiento acelerado tiene que ver con el acortamiento de nuestros telómeros, que son pequeñas partes de nuestro ADN situados en los cromosomas. Los telómeros sirven para evitar daños en nuestro ADN y evitar así que enfermemos o envejezcamos demasiado rápido.

¡Los telómeros se nos acortan!

Es una paradoja que en pleno siglo XXI, nuestro estilo de vida esté provocando una disminución de nuestra expectativa de vida y aún peor de nuestra calidad de vida. De nada sirven todos los avances de la medicina y de la ciencia en general si después creamos un contexto insano para vivir.

Enfermamos y morimos antes por culpa de nuestro estilo de vida que produce un acortamiento acelerado de nuestros telómeros. Los telómeros producen una enzima llamada telomerasa que es la responsable de optimizar y ralentizar los mecanismos biológicos que tienen que ver con el envejecimiento.

Si tenemos telómeros cortos producimos menos telomerasa y en consecuencia envejecemos más rápido y peor.[1,2,3]

Lo que más acorta los telómeros:

- Los radicales libres derivados del estrés.
- La inflamación crónica.
- Los rayos del sol.
- La contaminación (tabaco, polución, metales pesados...).
- Las acrilamidas de los alimentos (cocciones fuertes, fritos, tostados).
- El sedentarismo.
- La obesidad y/o la diabetes.
- El déficit de vitamina D.

Pero, como explico al inicio de este capítulo, no solo afecta a nuestra velocidad de envejecer, afecta a la posibilidad aumentada de padecer enfermedades mal llamadas de la edad (inexistentes en otras culturas), algunos ejemplos de las enfermedades que podemos desarrollar con el acortamiento de los telómeros son:

- Artrosis.
- Osteoporosis.
- Demencia senil vascular.
- Accidentes cardiovasculares.
- Cáncer.
- Enfermedades autoinmunes.
- Alzhéimer.
- Infecciones recurrentes.

Por esta razón considero que la salud pública y sus direcciones se equivocan al tratar por separado estas dolencias o enfermedades. Los centros de atención primaria deberían sustituirse por centros de prevención del envejecimiento prematuro. Si planteáramos la salud desde esta perspectiva, ahorraríamos mucho sufrimiento a pacientes y familiares, además de una ingente cantidad de recursos económicos al erario público.

Imaginemos por un momento que un país decidiese subvencionar algo tan saludable como el resveratrol, un antioxidante que se encuentra en algunas plantas como el Getto de Okinawa o en frutas como la conocida uva.

Entre 150-200 mg de resveratrol diarios supondrían:[4]

- Mantenimiento óptimo de la masa muscular gracias a la producción de unas proteínas llamadas SIRT-1.
- Disminución de probabilidades de padecer cáncer.

- Elimina enfermedades metabólicas (diabetes, hipertensión o ateroesclerosis).
- Efecto antiinflamatorio.
- Efecto antioxidante reduciendo los radicales libres, ralentizando el envejecimiento.
- Quelante de tóxicos (ayuda a eliminar toxicidad del organismo).
- Protección de los rayos ultravioletas del sol.
- Cardioprotector.
- Neuroprotector.

¡Y todo esto sin efectos secundarios!

¿A qué esperamos entonces? Ya sabemos a quién no interesa este cambio de estrategia sanitaria, pero es cuestión de tiempo que la industria farmacéutica cambie sus miras a un enfoque *slowaging* o antienvejecimiento para seguir ganando dinero en vez de cronificar las enfermedades. Al final, todos ganaremos, ellos seguirán enriqueciéndose a nuestra costa y los ciudadanos estaremos más felices sufriendo menos enfermedades e inconvenientes del casi inevitable envejecer.

En definitiva, todas las acciones que se desarrollan en este libro son de gran ayuda para madurar en buenas condiciones, para desarrollarnos de la mejor manera posible en la tercera o cuarta edad, con la máxima independencia y con óptima capacidad intelectual.

AYUDAS PARA LA LONGEVIDAD

- Ayuno intermitente entre 12 y 16 horas.
- Potenciar el consumo de resveratrol.
- Respetar los ritmos circadianos.
- Practicar ejercicio.
- Gestionar correctamente el estrés.
- Mantener el normopeso.
- Tomar el sol sin quemarse.
- Evitar al máximo posible contaminantes.

10

Reflexiones finales

Es evidente que nos hallamos ante un desafío: si queremos gozar de una buena salud, nuestros hábitos modernos occidentales requieren cambios drásticos compensatorios. O empezamos a vivir de forma diferente o nuestra calidad de vida quedará mermada cada vez más pronto.

Parece que si no miramos hacia atrás no conseguiremos mejorar la salud de nuestras sociedades y de los ciudadanos que las forman. No se trata de volver a vivir como en el Paleolítico, sino de adoptar aquellas medidas que nos ayuden a recuperar el equilibrio metabólico e inmunológico perdido.

Se impone una vida evolutiva basada en las teorías darwinianas más acorde con nuestros ritmos naturales hormonales: irse a dormir antes para dormir mejor; comer cuando hay luz y no de noche o cuando ha oscurecido, cuando nuestro sistema inmune está trabajando; entender que la calidad del sueño no significa dormir ocho horas de un tirón, que se puede hacer un pequeño parón para leer, beber o tener sexo y luego retomar el sueño sin que afecte negativamente a nuestra salud.

Hacer ejercicio según nuestras necesidades, sin obsesionarnos por tener cuerpos hercúleos y midiendo mejor nuestros intereses reales para disfrutar del ejercicio sea cual sea tu elección.

Respirar aires más limpios, exigir a nuestros gobiernos que tomen las medidas oportunas sin demora, comer alimentos producidos con más respeto al medio ambiente y más sostenibilidad, evitando las explotaciones intensivas que desbarajustan los ecosistemas, contaminan los acuíferos, nitrogenan las aguas y provocan ecogenocidios; evitando todo lo posible la comida basura que inunda los anuncios publicitarios y los estantes de los supermercados, que, lejos de nutrirnos, nos venden alimentos no saludables pero sabrosos, como ha reconocido alguna importante empresa internacional. Volvamos a llenar nuestro estómago con alimentos de verdad, volvamos a comprar como lo hacían nuestras abuelas.

Exijamos una educación realista y de calidad que garantice la autonomía del individuo para gestionar su salud enseñando a cocinar en las escuelas, enseñando los fundamentos de una nutrición saludable. Y, mientras eso no llegue, asegurémonos de que nuestr@s niñ@s sepan cocinar lo más elemental antes de llegar a la adolescencia para que en su edad adulta no necesiten los seudoproductos de la industria alimentaria.

Perdámosle el miedo al frío controlado y disfrutemos más a menudo del calor terapéutico de las saunas. Experimentemos más a menudo las sensaciones de hambre y sed y satisfagámoslas después a plenitud para que nuestro circuito hormonal compensatorio funcione de forma óptima. Experimentar hambre y sed nos permite reequilibrar los sistemas compensatorios y endorfínicos que nos hacen sentirnos felices y sanos.

Practiquemos el ayuno intermitente adaptado a cada uno para aliviar la sobreestimulación de nuestro sistema metabólico, endocrino y digestivo.

Tal como sugiere el investigador holandés Leo Pruimboom, mientras no se produzcan estos cambios, la auténtica vacuna contra las enfermedades crónicas no transmisibles consistirá en aislarnos durante breves periodos de forma intermitente (vida intermitente) para imitar a nuestros ancestros en retiros que nos aíslen de los condicionantes negativos del entorno y nos permitan estar más cerca de la naturaleza y de los microorganismos que siempre han formado parte de nuestro entorno y que, hoy en día, faltan en las urbes en las que vivimos.

Sí, lo has entendido bien: vivir como ermitaños o como nuestros ancestros del Paleolítico durante semana o semana y media puede ayudarnos a recuperar el equilibrio o, al menos, compensar el entorno problemático que nos rodea, sin wifi, sin polución, sin alcohol, drogas ni comida basura, con ejercicio para obtener recompensa en forma de comida o agua, con sueño adaptado al ciclo solar, etcétera.

Nadie ha dicho que los problemas serios tuvieran soluciones fáciles. Como dijo Einstein: «Si buscas resultados distintos, no hagas siempre lo mismo».

En resumen, intenta seguir estos consejos:

Practica una alimentación que mantenga la glucosa y la insulina en niveles adecuados, con tendencia a la baja, evitando picos de glucosa. Es decir, evita comer alimentos con azúcar o muy dulces porque generan niveles demasiado elevados de glucosa e insulina (hiperglucemia e hiperinsulinemia), y los niveles elevados de insulina constantes bloquean la resolución (la cura) de la inflamación.

Con esto ya habremos hecho un gran avance, pero podemos ir más allá y permitir al cuerpo producir cuerpos cetónicos, que son la alternativa a la glucosa de los alimentos. Es tu propia grasa almacenada, los michelines innecesarios, nuestras reservas.

Si comes más grasa buena y fibra de verduras y menos hidratos o azúcares aumentará en tu intestino un ácido graso de cadena corta, el β-hidroxibutirato (BHB), que es una de las moléculas más antiinflamatorias que fabrica nuestro cuerpo.

¿Cómo? Con una alimentación muy baja en hidratos (*low carb* o cetogénica), con verduras y alta en grasa de calidad, la cual mantiene a raya la inflamación y los picos de glucosa.

El gran poder antiinflamatorio de este ácido graso (BHB) inhibe el ensamblaje y la activación del inflamasoma y ralentiza e incluso detiene la cascada inflamatoria, lo que impide sus consecuencias potencialmente mortales.

Recuerda que se trata de conseguir densidad de nutrientes con pocos antinutrientes (lectinas). Los granos y algunas verduras aportan nutrientes interesantes, pero contienen esas partículas dañinas llamadas lectinas. Hay que reducirlas todo lo posible.

El ayuno y el ejercicio fomentan un mecanismo del cuerpo (muy estudiado) que inhibe la inflamación habitual del humano occidental.

El sol fomenta la producción de vitamina D (crucial para el sistema inmunitario) y óxido nítrico (desatascador arterial) y la oxigenación de los tejidos, imprescindible para estar sanos.

No podemos dejar de lado el descanso. Es necesario tener un sueño de calidad o caeremos en un estado proinflamatorio con defensas debilitadas. Evitemos la falta de descanso o el sueño de mala calidad a largo plazo. Descansar y dormir bien y suficiente son potentes antiinflamatorios.

Escoger una buena suplementación de apoyo nos ayudará a conseguir efectos óptimos.

Y, para concluir, lo más importante: cuando apliques estos cambios en tu vida, observa qué te transmite el cuerpo, la mente y quienes te rodean. Los resultados serán extraordinarios a corto plazo, sobre todo en tu correcta maduración como persona, tanto física como mentalmente.

Agradecimientos

Cuando llega este punto siempre pienso en intentar no dejarme a nadie, nadie de l@s que han hecho posible de forma directa o indirecta que haya escrito este libro. Siempre soy injusto, pero no puedo dejar de expresar mi gratitud sincera y de corazón a mis hijos Noel y Èric, que han tenido que soportar mis ausencias y desconexiones físicas y mentales, necesarias para la redacción de este libro, pero que me han obligado a perderme uno de mis mayores placeres de la vida, jugar con ellos, estar con ellos y, en definitiva, disfrutar de ellos y con ellos. Gracias por la paciencia y por vuestras críticas gastronómicas para elaborar y mejorar muchas de las recetas que hacemos en casa y que salen en este libro.

A mi mujer, Ana. Sin ella imposible llegar a todo. Víctima de mis frustraciones y anhelos, mi compañera de vida y excelente madre, sobradamente comprensiva y una maestra en resiliencia e inteligencia emocional que hace que la vida sea más sencilla, bonita y estimulante.

A mi familia, por haberme pulido y moldeado junto con la vida que me tocó vivir para, finalmente, ser lo que soy, sentir como siento y vivir como vivo. Padres, tíos, primos, hermanos, mil gracias por estar y ser.

A mis colegas de profesión, esta profesión tan apasionante que en ocasiones crea discordancias y opiniones contrapuestas que hacen posible seguir avanzando en el conocimiento y buen hacer en pro de la salud de las personas. Sobre todo, a mis compañeros de equipo: Martina Ferrer, Pilar Rodrigáñez, Yolanda García, David Gasol, Glenn Cots, Jordina Casademunt y Cristina Bellido, además de a todos los compañeros de redacción del Soycomocomo (Etselquemenges). Y especialmente a Núria Coll, que siempre sabe sacar lo mejor de mí y con quien trabajar se convierte siempre en algo fácil, divertido, estimulante y muy satisfactorio.

A mis alumnos, Àngels Cotarello, Gemma Pereira, Xenia Vilella, Marco, Alberto, Pepita, Tziorza... más de dos mil alumnos, el gran motor de la actualización y continua búsqueda de conocimiento, y por su gran disposición a aprender y la vocación de compartir lo aprendido para que las próximas generaciones de profesionales sean aún mejores que los que ya llevamos mucho camino recorrido en «esto» de la nutrición y la medicina integrativa.

Y, por supuesto, a mis pacientes, por vuestra confianza, empeño y actitud a la hora de aplicar los cambios necesarios para mejorar o reparar vuestra salud, aun siendo a base de modificaciones de hábitos de vida que exigen un gran esfuerzo personal y mental (a veces incluso social).

La principal motivación de mi carrera profesional y de este libro es evitar que nadie enferme por falta de conocimiento y enseñar a ejercer de forma activa el control sobre la propia salud para no caer en afecciones o enfermedades que limiten o trunquen nuestra calidad de vida y podamos desarrollarnos plenamente como queramos o podamos, siempre con el objetivo de ser lo más felices posible.

¡Sed felices y disfrutad de la vida con salud!

Notas

Capítulo 1. Qué es la inflamación y para qué sirve

1. https://es.wikipedia.org/wiki/Inflamasoma.

2. Nathan Kelley, Devon Jeltema, Yanhui Duan, Yuan He, «The NLRP3 Inflammasome: An Overview of Mechanisms of Activation and Regulation» [El inflamasoma NLRP3: una descripción general de los mecanismos de activación y regulación], *Int J Mol Sci*, vol. 13, n.º 20, p. 3328, 6 de julio del 2019. DOI: 10.3390/ijms20133328.

Capítulo 2. Tipos de inflamación

1. Leo Pruimboom y Frits A. J. Muskiet, «Intermittent living: the use of ancient challenges as a vaccine against the deleterious effects of modern life - A hypothesis», *Med Hypotheses*, noviembre del 2018, n.º 120, pp. 28-42. DOI: 10.1016/j.mehy.2018.08.002. Epub 9 de agosto del 2018. PMID: 30220336.

Capítulo 3. Cómo saber si tengo inflamación

1. Francisco Rodríguez Moranta, Triana Lobatón, Lorena Rodríguez Alonso, Jordi Guardiola, «Calprotectina fecal en el diagnóstico de enfermedades inflamatorias» [Fecal calprotectin in the diagnosis of inflammatory bowel diseases], Servicio de Gastroenterología, Hospital de Bellvitge, L'Hospitalet de Llobregat, Barcelona, España. DOI: 10.1016/j.gastrohep.2012.10.008.

2. R. G. Lahita, E. Rivkin, I. Cavanagh, P. Romano, «Low levels of total cholesterol, high-density lipoprotein, and apolipoprotein A1 in association with anticardiolipin antibodies in patients with systemic lupus erythematosus», *Arthritis Rheum*, 1993, n.º 36, pp. 1566-1574.

3. Y. B. Park, S. K. Lee, W. K. Lee *et al.*, «Lipid profiles in untreated patients with rheumatoid arthritis», *J Rheumatol*, 1999, n.º 26, pp. 1701-1704.

Capítulo 4. Causas de la inflamación

1. Marc Vergés, *Grasas buenas*, Barcelona, Amat, 2 de mayo del 2017, pp. 94-95.

2. R. Rückerl, S. Greven, P. Ljungman, P. Aalto, C. Antoniades, T. Bellander y A. Peters, «Air pollution and inflammation (interleukin-6, C-reactive protein, fibrinogen) in myocardial infarction survivors», *Environmental health perspectives*, 2007, vol. 7, n.º 115, pp. 1072-1080.

3. C. A. Pope 3rd, M. L. Hansen, R. W. Long, K. R. Nielsen, N. L. Eatough, W. E. Wilson y D. J. Eatough, «Air pollution by environmental particles, heart rate variability, and blood markers of

inflammation in a panel of elderly subjects», *Environmental health perspectives*, 2004, vol. 3, n.º 112, pp. 339-345.

4. G. Fiorito, J. Vlaanderen, S. Polidoro, J. Gulliver, C. Galassi, A. Ranzi y consorcio EXPOsOMICS ‡, «Oxidative stress and inflammation mediate the effect of air pollution on cardiovascular and cerebrovascular diseases: a prospective study in nonsmokers», *Environmental and molecular mutagenesis*, 2018, vol. 3, n.º 59, pp. 234-246.

5. Q. Liu, X. Gu, F. Deng, L. Mu, A. A. Baccarelli, X. Guo y S. Wu, «Ambient particulate air pollution and circulating C-reactive protein level: a systematic review and meta-analysis», *International journal of hygiene and environmental health*, 2019, vol. 5, n.º 222, pp. 756-764.

6. C. Song, H. Ikei, Y. Miyazaki, «Physiological Effects of Nature Therapy: A Review of the Research in Japan», *Int J Environ Res Public Health*, 3 de agosto del 2016, vol. 8, n.º 13, p. 781. DOI:10.3390/ijerph13080781.

7. Jo H., C. Song, Y. Miyazaki, «Physiological Benefits of Viewing Nature: A Systematic Review of Indoor Experiments», *Int J Environ Res Public Health*, 27 de noviembre del 2019, vol. 23, n.º 16, p. 4739. DOI: 10.3390/ijerph16234739. PMID: 31783531; PMCID: PMC6926748.

8. Q. Li, «Effect of forest bathing trips on human immune function», *Environmental Health and Preventive Medicine*, 2010, vol. 1, n.º 15, pp. 9-17. https://doi.org/10.1007/s12199-008-0068-3.

9. Rudy Sinharay, Jicheng Gong, Benjamin Barratt, Pamela Ohman-Strickland, Sabine Ernst, Frank Kelly, Junfeng (Jim) Zhang, Peter Collins, Paul Cullinan, Kian Fan Chung, «Respiratory and cardiovascular responses to walking on a traffic-polluted road compared to walking in a traffic-free area in participants aged 60 years or older with chronic lung or heart disease and healthy

controls of the same age: a randomized crossover», *The Lancet*, 2017. DOI: 10.1016 / S0140-6736 (17) 32643-0.

10. http://dx.doi.org/10.1136/tc.2003.005975.

11. S. H. Lee, Y. Yun, S. J. Kim *et al.*, «Association between cigarette smoking and the composition of the gut microbiota: a population-based cross-sectional study», *J Clin Med*, 14 de septiembre del 2018, vol. 9, n.º 7, p. 282. DOI: 10.3390/jcm7090282.

12. É. Cerqueira, D. A. Marinho, H. P. Neiva y O. Lourenço, «Inflammatory Effects of High and Moderate Intensity Exercise—A Systematic Review», *Front. Physiol,* 9 de enero del 2020, n.º 10, p. 1550. DOI: 10.3389/fphys.2019.01550.

13. J. A. Woods, K. R. Wilund, S. A. Martin y B. M. Kistler, «Exercise, inflammation and aging», *Aging and disease*, 2012, vol. 1, n.º 3, pp. 130–140.

14. Stoyan Dimitrov, Elaine Hulteng, Suzi Hong, «Inflammation and exercise: Inhibition of monocytic intracellular TNF production by acute exercise via β2-adrenergic activation», *Brain, Behavior, and Immunity*, 2016. DOI: 10.1016/j.bbi.2016.12.017.

15. V. Monda, I. Villano, A. Messina *et al.*, «El ejercicio modifica la microbiota intestinal con efectos positivos para la salud», *Oxid Med Cell Longev.*, 2017. 2017:3831972. DOI: 10.1155/2017/3831972.15.

16. K. van Wijck *et al.*, «Exercise-induced splanchnic hypoperfusion produces intestinal dysfunction in healthy men», 2011, *PLoS One* 6, e22366.

17. J. A. Otte, E. Oostveen, R. H. Geelkerken, A. B. J. Groeneveld y J. J. Kolkman, «Exercise induces gastric ischemia in healthy volunteers: a tonometry study», *J. Appl. Physiol.,* 2001, n.º 91, pp. 866-871.

18. B. S. Sivamaruthi, P. Kesika y C. Chaiyasut, «Effect of probiotic supplements on the health status of athletes», *International Journal of Environmental Research and Public Health*, 2019, vol. 22, n.º 16, p. 4469. https://doi.org/10.3390/ijerph16224469.

19. G. B. Möller, M. J. V. da Cunha Goulart, B. B. Nicoletto, F. D. Alves, C. D. Schneider, «Supplementation of Probiotics and Its Effects on Physically Active Individuals and Athletes: Systematic Review», *Int J Sport Nutr Exerc Metab.*, 1 de septiembre del 2019, vol. 5, n.º 29, pp. 481-492. DOI: 10.1123/ijsnem.2018-0227. PMID: 30676130.

20. E. Tavares-Silva, A. V. Cari, S. A. Santos, G. R. Ravacci y R. V. Thomatieli-Santos, «Effect of multi-strain probiotic supplementation on URTI symptoms and cytokine production by monocytes after a marathon run: a randomized, double-blind, placebo-controlled study», *Nutrientes*, 2021, vol. 5, n.º 13, p. 1478. https://doi.org/10.3390/nu13051478.

21. D. G. Rowbottom, D. Keast, A. R. Morton, «The emerging role of glutamine as an indicator of exercise stress and overtraining», *Sports Med.*, 21 de febrero de 1996, vol. 2, n.º 21, pp. 80-97. DOI: 10.2165/00007256-199621020-00002. PMID: 8775515.

22. J. N. Pugh, S. Sage, M. Hutson, D. A. Doran, S. C. Fleming, J. Highton, J. P. Morton, G. L. Close, «Glutamine supplementation reduces markers of intestinal permeability during running in the heat in a dose-dependent manner», *Eur J Appl Physiol.*, diciembre del 2017, vol. 12, n.º 117, pp. 2569-2577. DOI: 10.1007/s00421-017-3744-4. Epub 20 de octubre del 2017. PMID: 2905 8112; PMCID: PMC5694515.

23. D. S. Kalman, S. Feldman, D. R. Krieger y R. J. Bloomer, «Comparison of coconut water and a sports drink with carbohydrates and electrolytes in hydration and physical performance measures in exercise-trained men», *Journal of the International Society for Sports Nutrition*, 2012, vol. 1, n.º 9, p. 1. https://doi.org/10.1186/1550-2783-9-1.

24. Fang Y., Forger, D. B., Frank, E. *et al.*, «Day-to-day variability in sleep parameters and depression risk: a prosèctive cohort study of training physicians». *npj Digit. Med.*, 4, 28 (2021). https://doi.org/10.1038/s4176-021-00400-z.

25. Wang X-L y Li L. (2021), «Circadian clock, immune response, systemic inflammtion, neurodegeneration, cellular metabolism», Circadian Clock Regulates Inflammation and the Development of Neurodegeneration. Front. Cell. Infect. Microbiol. 11:696554. DOI: 10.3389/fcimb.2021.696554.

26. B. Ganesan, B. C. Weimer, J. Pinzon, N. Dao Kong, G. Rompato, C. Brothersen, D. J. McMahon, «Probiotic bacteria survive in Cheddar cheese and modify populations of other lactic acid bacteria», *J Appl Microbiol.*, junio del 2014, vol. 6, n.º 116, pp. 1642-1656. DOI: 10.1111/jam.12482. Epub 17 de marzo del 2014. PMID: 24905221.

27. F. Ortakci, J. R. Broadbent, W. R. McManus, D. J. McMahon, «Survival of microencapsulated probiotic Lactobacillus paracasei LBC-1e during manufacture of Mozzarella cheese and simulated gastric digestion», *J Dairy Sci.*, noviembre del 2012, vol. 11, n.º 95, pp. 6274-6281. DOI: 10.3168/jds.2012-5476. Epub 12 de septiembre del 2012. PMID: 22981567.

28. A. Cuevas-Sierra, F. I. Milagro, P. Aranaz, J. A. Martínez y J. I. Riezu-Boj, «Diferencias de la microbiota intestinal según el consumo de alimentos ultraprocesados en una población española», *Nutrientes*, 2021, vol. 8, n.º 13, p. 2710. https://doi.org/10.3390/nu13082710.

29. M. Rosenwald y C. Wolfrum, «The origin and definition of brite versus white and classical brown adipocytes», *Adipocyte*, 2014, vol. 1, n.º 3, pp. 4-9. DOI:10.4161/adip.26232.

30. M. Rosell, M. Kaforou, A. Frontini *et al.*, «Brown and white adipose tissues: intrinsic differences in gene expression and response to cold exposure in mice», *Am J Physiol Endocrinol Metab.*, 2014, vol. 8, n.º 306, E945-E964. DOI:10.1152/ajpendo.00473.2013.

31. C. Peres Valgas da Silva, D. Hernández-Saavedra, J. D. White, K. I. Stanford, «Cold and Exercise: Therapeutic Tools to Activate Brown Adipose Tissue and Combat Obesity», *Biology* (Basel), 12 de febrero del 2019, vol. 1, n.º 8, p. 9. DOI:10.3390/biology8010009.

32. Marc Vergés, *Grasas buenas*, Barcelona, Amat, 2017.

33. D. Kelly, L. Yang, Z. Pei, «Gut Microbiota, Fusobacteria, and Colorectal Cancer», *Diseases*, 11 de diciembre del 2018, vol. 4, n.º 6, p. 109. DOI:10.3390/diseases6040109.

34. N. Corzo, J. L. Alonso, F. Azpiroz, M. A. Calvo, M. Cirici, R. Leis, F. Lombó, I. Mateos-Aparicio, F. J. Plou, P. Ruas-Madiedo, P. Rúperez, A. Redondo-Cuenca, M. L. Sanz, A. Clemente, «Prebiotics: concept, properties and beneficial effects», *Nutr Hosp.*, 7 de febrero del 2015, vol. 31, sup. 1, pp. 99-118. DOI: 10.3305/nh.2015.31.sup1.8715. PMID: 25659062.

35. https://www.fundacionrenequinton.org/blog/akkermansia-muciniphila-bacteria-saludable/

36. K. Zhou, «Strategies to promote abundance of Akkermansia muciniphila, an emerging probiotics in the gut, evidence from dietary intervention studies», *J Funct Foods*, 2017, n.º 33, pp. 194-201. DOI:10.1016/j.jff.2017.03.045.

37. K. Kawabata, Y. Yoshioka, J. Terao, «Role of Intestinal Microbiota in the Bioavailability and Physiological Functions of Dietary Polyphenols», *Molecules*, 2019, vol. 2, n.º 24, p. 370. https://doi.org/10.3390/molecules24020370.

38. T. Hussain, B. Tan, Y. Yin, F. Blachier, M. C. Tossou, N. Rahu, «Oxidative Stress and Inflammation: What Polyphenols Can Do for Us?», *Oxid Med Cell Longev.,* 2016. 2016:7432797. DOI:10.1155/2016/7432797.

39. N. Yahfoufi, N. Alsadi, M. Jambi, C. Matar, «The Immunomodulatory and Anti-Inflammatory Role of Polyphenols», *Nutrients*, 2 de noviembre del 2018, vol. 11, n.º 10, p. 1618. DOI: 10.3390/nu10111618.

40. R. H. Lustig, «Ultraprocessed Food: Addictive, Toxic, and Ready for Regulation», *Nutrients*, 5 de noviembre del 2020, vol. 11, n.º 12, p. 3401. DOI: 10.3390/nu12113401. PMID: 33167515; PMCID: PMC7694501.

41. R. H. Lustig, *op. cit.*

42. R. H. Lustig, *op. cit.*

43. Marc Vergés, *op. cit.*

44. Rosa M. Ortega Anta, Liliana G. González Rodríguez, Tania K. Villalobos Cruz, José Miguel Perea Sánchez, Aránzazu Aparicio Vizuete y Ana María López Sobaler, «Fuentes alimentarias y adecuación de la ingesta de ácidos grasos omega-3 y omega-6 en una muestra representativa de adultos españoles», *Nutrición Hospitalaria*, 2013, vol. 6, n.º 28, pp. 2236-2245. https://dx.doi.org/10.3305/nh.2013.28.6.6905.

45. Astorg *et al.*, 2004.

46. Rosa M. Ortega Anta *et al.*, *op. cit.*

47. Ken D. Stark, Mary E. Van Elswyk, M. Roberta Higgins, Charli A. Weatherford, Norman Salem, «Global survey of the omega-3 fatty acids, docosahexaenoic acid and eicosapentaenoic acid in the blood stream of healthy adults», *Progress in Lipid Research*, 2016, vol. 63, pp. 132-152. ISSN 0163-7827. https://doi.org/10.1016/j.plipres.2016.05.001.

48. Marc Vergés, *op. cit.*

49. «Selected quality parameters of salmon and meat when fried with or without added fat», *Int. J.Vitam. Nutr. Res.*, julio del 2006, n.º 4, pp. 238-246.

50. https://www.efsa.europa.eu/es/topics/topic/acrylamide.

51. J. Lozano-Castellón, A. Vallverdú-Queralt, J. F. Rinaldi de Alvarenga, M. Illán, X. Torrado-Prat y R. M. Lamuela-Raventós, «Domestic Sautéing with EVOO: Change in the Phenolic Profile», *Antioxidants* (Basel) 2020, vol. 1, n.º 9, p. 77. https://doi.org/10.3390/antiox9010077.

52. Manuel Brenes, Aránzazu García, M. Carmen Dobarganes, Joaquín Velasco y Concepción Romero, «Influencia de los tratamientos térmicos que simulan los procesos de cocción en el contenido de polifenoles del aceite de oliva virgen», *Agric. Food*

Chem., 12 de septiembre del 2002, vol. 50, n.º 21, pp. 5962-5967. https://doi.org/10.1021/jf020506w.

53. Kumar Ganesan, Kumeshini Sukalingam y Baojun Xu, «Impact of Consuming Repeatedly Heated Cooking Oils on the Incidence of Various Cancers: A Critical Review», *Critical Reviews in Food Science and Nutrition*, 2019, vol. 3, n.º 59, pp. 488-505. DOI: 10.1080/10408398.2017.1379470.

54. file:///C:/Users/Terapeuta/Downloads/X188840081135 8626.pdf.

55. M. P. Wegman, M. H. Guo, D. M. Bennion *et al.,* «Practicality of Intermittent Fasting in Humans and its Effect on Oxidative Stress and Genes Related to Aging and Metabolism», *Rejuvenation Research*, 2015, vol. 2, n.º 18, pp. 162-172.

56. X. Tian, D. Firsanov, Z. Zhang *et al.*, «SIRT6 Is Responsible for More Efficient DNA Double-Strand Break Repair in Long-Lived Species», *Cell*, 2019, vol. 3, n.º 177, pp. 622-638. DOI: https://doi.org/10.1016/j.cell.2019.03.043.

57. J. B. Johnson, D. R. Laub, S. John, «The effect on health of alternate day calorie restriction: eating less and more than needed on alternate days prolongs life», *Med Hypotheses*, 2006, vol. 2, n.º 67, pp. 209-211. DOI: 10.1016/j.mehy.2006.01.030. Epub 10 de marzo del 2006. PMID: 16529878.

58. I. Kim, J. J. Lemasters, «Mitochondrial degradation by autophagy (mitophagy) in GFP-LC3 transgenic hepatocytes during nutrient deprivation», *American Journal of Physiology - Cell Physiology*, 2011, vol. 2, n.º 300, C308-C317. DOI:10.1152/ajpcell. 00056.2010.

59. Alessio Donati, Gianluca Recchia, Gabriella Cavallini, Ettore Bergamini, «Effect of Aging and Anti-Aging Caloric Restriction on the Endocrine Regulation of Rat Liver Autophagy», *The Journals of Gerontology: Series A*, junio del 2008, vol. 63, n.º 6, pp. 550– 555. https://doi.org/10.1093/gerona/63.6.550.

60. M. Alirezaei, C. C. Kemball, C. T. Flynn, M. R. Wood, J. L. Whitton, W. B. Kiosses, «Short-term fasting induces profound neuronal autophagy», *Autophagy*, 2010, vol. 6, n.º 6, pp. 702-710. DOI:10.4161/auto.6.6.12376.

61. F. B. Aksungar, A. E. Topkaya, M. Akyildiz, «Interleukin-6, C-reactive protein and biochemical parameters during prolonged intermittent fasting», *Ann. Nutr. Metab.*, 2007, vol. 1, n.º 51, pp. 88-95. DOI: 10.1159/000100954. Epub 19 de marzo del 2007. PMID: 17374948.

62. B. D. Horne, J. B. Muhlestein, D. L. Lappé, H. T. May, J. F. Carlquist, O. Galenko, K. D. Brunisholz, J. L. Anderson, «Randomized cross-over trial of short-term water-only fasting: metabolic and cardiovascular consequences», *Nutr. Metab. Cardiovasc. Dis.*, noviembre del 2013, vol. 11, n.º 23, pp. 1050-1057. DOI: 10.1016/j.numecd.2012.09.007. Epub 7 de diciembre del 2012. PMID: 23220077.

63. M. P. Mattson, W. Duan, Z. Guo, «Meal size and frequency affect neuronal plasticity and vulnerability to disease: cellular and molecular mechanisms», *J. Neurochem.*, febrero del 2003, vol. 3, n.º 84, pp. 417-431. DOI: 10.1046/j.1471-4159.2003.01586.x. PMID: 12558961.

64. K. A. Varady, D. J. Roohk, B. K. McEvoy-Hein, B. D. Gaylinn, M. O. Thorner, M. K. Hellerstein, «Modified alternate-day fasting regimens reduce cell proliferation rates to a similar extent as daily calorie restriction in mice», *FASEB J.*, junio del 2008, vol. 6, n.º 22, pp. 2090-2096. DOI: 10.1096/fj.07-098178. Epub 9 de enero del 2008. PMID: 18184721; PMCID: PMC2975447.

65. F. M. Safdie, T. Dorff, D. Quinn *et al.*, «Fasting and cancer treatment in humans: A case series report», *Aging* (Albany, Nueva York), 2009, vol. 12, n.º 1, pp. 988-1007.

66. S. Zorn, J. Ehret, R. Schäuble, B. Rautenberg, G. Ihorst, H. Bertz, P. Urbain, A. Raynor, «Impact of modified short-term fas-

ting and its combination with a fasting supportive diet during chemotherapy on the incidence and severity of chemotherapy-induced toxicities in cancer patients - a controlled cross-over pilot study», *BMC Cancer*, 22 de junio del 2020, vol. 1, n.º 20, p. 578. DOI: 10.1186/s12885-020-07041-7. PMID:32571329; PMCID: PMC7310229.

67. M. Sadeghian, S. Rahmani, S. Khalesi, E. Hejazi, «A review of fasting effects on the response of cancer to chemotherapy», *Clin. Nutr.*, abril del 2021, vol. 4, n.º 40, pp. 1669-1681. DOI: 10.1016/j.clnu.2020.10.037. Epub 23 de octubre del 2020. PMID: 33153820.

68. T. Moro, G. Tinsley, A. Bianco, G. Marcolin, Q. F. Pacelli, G. Battaglia, A. Palma, P. Gentil, M. Neri y A. Paoli, «Effects of eight weeks of time-restricted feeding (16/8) on basal metabolism, maximal strength, body composition, inflammation, and cardiovascular risk factors in resistance-trained males», *Journal of translational medicine*, vol. 1, n.º 14, p. 290. https://doi.org/10.1186/s12967-016-1044-0.

69. J. J. Cannell, W. B. Grant, M. F. Holick, «Vitamin D and inflammation. Dermatoendocrinol», 29 de enero del 2015, vol. 1, n.º 29:e983401. DOI: 10.4161/19381980.2014.983401. PMID: 26413186; PMCID: PMC4580066.

70. https://www.elsevier.com/es-es/connect/ciencia/beneficios-salud-del-sol.

71. Navarra, 2018.

72. A. M. Drucker, C. F. Rosen, «Drug-induced photosensitivity: culprit drugs, management and prevention», *Drug Saf.*, 1 de octubre del 2011, vol. 10, n.º 34, pp. 821-837. DOI: 10.2165/11592780-000000000-00000. PMID: 21879777.

73. K. M. Blakely, A. M. Drucker, C. F. Rosen, «Drug-Induced Photosensitivity-An Update: Culprit Drugs, Prevention and Management», *Drug Saf.*, julio del 2019, vol. 7, n.º 42, pp. 827-847. DOI: 10.1007/s40264-019-00806-5. PMID: 30888626.

74. M. Skocaj, M. Filipic, J. Petkovic y S. Novak, «Titanium dio-

xide in our everyday life; is it safe?», *Radiology and oncology*, 2011, vol. 4, n.° 45, pp. 227–247. https://doi.org/10.2478/v10019-011-0037-0.

75. J. Reuter, A. Jocher, J. Stump, B. Grossjohann, G. Franke, C. M. Schempp, «Investigation of the anti-inflammatory potential of *Aloe vera* gel (97.5%) in the ultraviolet erythema test», *Skin Pharmacol Physiol.*, 2008, vol. 2, n.° 21, pp. 106-110. DOI: 10.1159/000114871. Epub 5 de febrero del 2008. PMID: 18253066.

76. Vincent J. van Buul, Fred J. P. H. Brouns, «Health effects of wheat lectins: A review», *Journal of Cereal Science*, 2014, vol. 59, n.° 2, pp. 112-117. ISSN 0733-5210. https://doi.org/10.1016/j.jcs.2014.01.010.

77. https://nutritionstudies.org/es/que-son-las-lectinas-una-mirada-a-esta-controvertida-proteina/

78. Chiara Dalla Pellegrina, Omar Perbellini, Maria Teresa Scupoli, Carlo Tomelleri, Chiara Zanetti, Gianni Zoccatelli, Marina Fusi, Angelo Peruffo, Corrado Rizzi, Roberto Chignola, «Effects of wheat germ agglutinin on human gastrointestinal epithelium: Insights from an experimental model of immune/epithelial cell interaction», *Toxicology and Applied Pharmacology*, 2009, vol. 237, n.° 2, pp. 146-153. ISSN 0041-008X. https://doi.org/10.1016/j.taap.2009.03.012.

79. R. D. Broadwell, B. J. Balin, M. Salcman, «Transcytotic pathway for blood-borne protein through the blood-brain barrier», *Proc Natl Acad Sci U S A*, enero de 1988, vol. 2, n.° 85, pp. 632-636. DOI: 10.1073/pnas.85.2.632. PMID: 2448779; PMCID: PMC279605.

80. B. Tchernychev, M. Wilchek, «Natural human antibodies to dietary lectins», *FEBS Lett.*, 18 de noviembre de 1996, vols. 2-3, n.° 397, pp. 139-142. DOI: 10.1016/s0014-5793(96)01154-4. PMID: 8955334.

81. W. K. Liu, S. C. Sze, J. C. Ho, B. P. Liu, M. C. Yu, «Wheat

germ lectin induces G2/M arrest in mouse L929 fibroblasts», *J Cell Biochem,* 15 de abril del 2004, vol. 6, n.º 91, pp. 1159-1173. DOI: 10.1002/jcb.10755. PMID: 15048871.

82. T. Ohmori, Y. Yatomi, Y. Wu, M. Osada, K. Satoh, Y. Ozaki, «Wheat germ agglutinin-induced platelet activation via platelet endothelial cell adhesion molecule-1: involvement of rapid phospholipase C gamma 2 activation by Src family kinases», *Biochemistry*, 30 de octubre del 2001, vol. 43, n.º 40, pp. 12992-13001. DOI: 10.1021/bi0109459. PMID: 11669637.

83. J. H. Ovelgönne, J. F. Koninkx, A. Pusztai, S. Bardocz, W. Kok, S. W. Ewen, H. G. Hendriks, J. E. van Dijk, «Decreased levels of heat shock proteins in gut epithelial cells after exposure to plant lectins», *Gut*, mayo del 2000, vol. 5, n.º 46, pp. 679-687. DOI: 10.1136/gut.46.5.680. PMID: 10764712; PMCID: PMC1727920.

84. Chiara dalla Pellegrina *et al.*, *op. cit.*

85. M. G. Signorello, S. Ravera, G. Leoncini, «Lectin-induced oxidative stress in human platelets», *Redox Biol.*, mayo del 2020, n.º 32, 101456. DOI: 10.1016/j.redox.2020.101456. Epub 8 de febrero del 2020. PMID: 32063518; PMCID: PMC7264469.

86. https://www.mayoclinic.org/es-es/diseases-conditions/milk-allergy/symptoms-causes/syc-20375101.

87. DOI:10.3945 / ajcn.2010.29524.

88. doi.org/10.1038/oby.2011.234.

89. *Int J Vitam Nutr Res.*, 1993, vol. 3, n.º 63, p. 229. DOI: 10.3168 / jds.S0022-0302 (99) 75458-533. PMID: 7905466.

90. Hirai *et al.*, 2010.

91. doi.org/10.1038/nutd.2017.16.

92. DOI: 10.1017/S0007114507243065.

93. M. Hashemilar, M. Khalili, N. Rezaeimanesh *et al.*, «Effect of Whey Protein Supplementation on Inflammatory and Antioxidant Markers, and Clinical Prognosis in Acute Ischemic Stroke (TNS Trial): A Randomized, Double Blind, Controlled, Clinical

Trial», *Adv Pharm Bull.*, 2020, vol. 1, n.º 10, pp. 135-140. DOI: 10.15171/apb.2020.018.

94. Abdelali Daddaoua, Víctor Puerta, Antonio Zarzuelo, María D. Suárez, Fermín Sánchez de Medina, Olga Martínez-Agustín, «Bovine Glycomacropeptide Is Anti-Inflammination in Rats with Hapten-Induced Colitis», *The Journal of Nutrition*, vol. 135, n.º 5, mayo del 2005, pp. 1164–1170. https://doi.org/10.1093/jn/135.5.1164.

95. T. H. Frazier, J. K. DiBaise, C. J. McClain, «Gut microbiota, intestinal permeability, obesity-induced inflammation, and liver injury», *JPEN J Parenter Enteral Nutr.*, septiembre del 2011, sup. 5, n.º 35, 14S-20S. DOI: 10.1177/0148607111413772. Epub 2011 Aug 1. PMID: 21807932.

96. I. Aeberli, P. A. Gerber, M. Hochuli, S. Kohler, S. R. Haile, I. Gouni-Berthold, H. K. Berthold, G. A. Spinas, K. Berneis, «Low to moderate sugar-sweetened beverage consumption impairs glucose and lipid metabolism and promotes inflammation in healthy young men: a randomized controlled trial», *Am J Clin Nutr.*, agosto del 2011, vol. 2, n.º 94, pp. 479-485. DOI: 10.3945/ajcn.111.013540. Epub 15 de junio del 2011. PMID: 21677052.

97. J. M. Bruun, M. Maersk, A. Belza, A. Astrup, B. Richelsen, «Consumption of sucrose-sweetened soft drinks increases plasma levels of uric acid in overweight and obese subjects: a 6-month randomised controlled trial», *Eur J Clin Nutr.*, agosto del 2015, vol. 8, n.º 69, pp. 949-953. DOI: 10.1038/ejcn.2015.95. Epub 17 de junio del 2015. PMID: 26081486.

98. T. Ma, B. Liaset, Q. Hao, R. K. Petersen, E. Fjære, H. T. Ngo, H. H. Lillefosse, S. Ringholm, S. B. Sonne, J. T. Treebak, H. Pilegaard, L. Frøyland, K. Kristiansen, L. Madsen, «Sucrose counteracts the anti-inflammatory effect of fish oil in adipose tissue and increases obesity development in mice», *PLoS One*, 2011, vol. 6, n.º 6:e21647. DOI: 10.1371/journal.pone.0021647. Epub 28 de junio del 2011. PMID: 21738749; PMCID: PMC3125273.

99. T. Ma *et al.*, *op. cit.*

100. G. Fiorito *et al.*, *op. cit.*

101. A. Cabezas Fernández, «The N-glycolylneuraminic acid, a sialic acid: Its relation with the biodiversity and immune and infection processes». https://analesranf.com/wp-content/uploads/2011/77_02/7702_06.pdf.

102. C. Dhar, A. Sasmal, A. Varki, «From "Serum sickness" to "Xenosialitis": Past, present and future importance of Neu5Gc non-human sialic acid», *Front Immunol.*, 17 de abril del 2019, n.º 10: 807. DOI: 10.3389/fimmu.2019.00807.

103. Y. Chen, L. Pan, N. Liu, F. Troy y B. Wang, «LC-MS / MS quantification of the levels of N-acetylneuraminic acid, N-glycolylneuraminic acid and ketodeoxynulosonic acid in the urine and possible relationship with the intake of sialic acid in thediet and the disease in children aged 3 to 5 years», *British Journal of Nutrition*, 2014, vol. 2, n.º 111, pp. 332-341. DOI: 10.1017 / S0007114513002468.

104. EFSA Panel on Contaminants in the Food Chain (CONTAM), D. Schrenk, M. Bignami *et al.,* «Risk assessment of glycoalkaloids in feed and food, in particular in potatoes and potato-derived products», EFSA J, 11 de agosto del 2020, vol. 8, n.º 18:e06222. DOI:10.2903/j.efsa.2020.6222.

105. D. Wynne Griffiths, Henry Bain, y M. Finlay B. Dale, «Effect of storage temperature on the glycoalkaloid content of potato tuber (Solanum tuberosum L.) and the subsequent accumulation of glycoalkaloids and chlorophyll in response to exposure to light», *Journal of Agricultural and Food Chemistry*, 1998, vol. 12, n.º 46, pp. 5262-5268. DOI: 10.1021/jf9800514.

106. K. L. Kaspar, J. S. Park, C. R. Brown, B. D. Mathison, D. A. Navarre, B. P. Chew, «Pigmented potato consumption alters oxidative stress and inflammatory damage in men», *J Nutr.,* enero del 2011, vol. 1, n.º 141, pp. 108-111. DOI: 10.3945/jn.110.128074. Epub 24 de noviembre del 2010. PMID: 21106930.

107. M. Friedman, P. R. Henika, B. E. Mackey, «Feeding of potato, tomato and eggplant alkaloids affects food consumption and body and liver weights in mice», *J Nutr.*, abril de 1996, vol. 4, n.º 126, pp. 989-999. DOI: 10.1093/jn/126.4.989. PMID: 8613903.

108. S. Yamashoji, E. Onoda, «Detoxification and function of immature tomato», *Food Chem.*, 15 de octubre del 2016, n.º 209, pp. 171-176. DOI: 10.1016/j.foodchem.2016.04.042. Epub 22 de abril del 2016. PMID: 27173549.

109. N. E. Moran, J. W. Jr Erdman, S. K. Clinton, «Complex interactions between dietary and genetic factors affect lycopene metabolism and distribution», *Arch Biochem Biophys.*, 2013, vol. 2, n.º 539, pp. 171-180. DOI: 10.1016/j.abb.2013.06.017.

110. B. Carreno-Gómez, J. F. Woodley, A. T. Florence, «Studies on the uptake of tomato lectin nanoparticles in everted gut sacs», *Int J Pharm.*, 10 de junio de 1999, vol. 1, n.º 183, pp. 7-11. DOI: 10.1016/s0378-5173(99)00050-2. PMID: 10361144.

111. E. Jensen-Jarolim, L. Gajdzik, I. Haberl, D. Kraft, O. Scheiner, J. Graf, «Hot spices influence permeability of human intestinal epithelial monolayers», *J Nutr.*, marzo de 1998, vol. 3, n.º 128, pp. 577-581. DOI: 10.1093/jn/128.3.577. PMID: 9482766.

112. P. L. Amlot, D. M. Kemeny, C. Zachary, P. Parkes, M. H. Lessof, «Oral allergy syndrome (OAS): symptoms of IgE-mediated hypersensitivity to foods», *Clin Allergy.*, enero de 1987, vol. 1, n.º 17, pp. 33-42. DOI: 10.1111/j.1365-2222.1987.tb02317.x. PMID: 3829369.

113. B. Patel, R. Schutte, P. Sporns, J. Doyle, L. Jewel, R. N. Fedorak, «Potato glycoalkaloids adversely affect intestinal permeability and aggravate inflammatory bowel disease», *Inflamm Bowel Dis.*, septiembre del 2002, vol. 5, n.º 8, pp. 340-346. DOI: 10.1097/00054725-200209000-00005. PMID: 12479649.

114. V. Iablokov, B. C. Sydora, R. Foshaug, J. Meddings, D. Driedger, T. Churchill, R. N. Fedorak, «Naturally occurring

glycoalkaloids in potatoes aggravate intestinal inflammation in two mouse models of inflammatory bowel disease», *Dig Dis Sci.*, noviembre del 2010, vol. 11, n.º 55, pp. 3078-3785. DOI: 10.1007/s10620-010-1158-9. Epub 3 de marzo de 2010. PMID: 20198430.

115. Zhaoping Li, Angela Wong, Susanne M. Henning, Yanjun Zhang, Alexis Jones, Alona Zerlin, Gail Thames, Susan Bowerman, Chi-Hong Tseng y David Heber, «Has avocado modulates postprandial vascular reactivity and postprandial inflammatory responses to a hamburger meal in healthy volunteers», UCLA Center for Human Nutrition, David Geffen School of Medicine at UCLA, 900 Veteran Avenue, Room 12-217 Warren Hall. DOI: 10.1039/C2FO30226H (paper) Food function, 2013, 4, 384-391.

116. Andrés Raya-Farías, Jaime Carranza-Madrigal, Yolanda Campos-Pérez, Christian Cortés-Rojo y Tania Alina Sánchez-Pérez, «El aguacate inhibe el estrés oxidativo y la disfunción endotelial inducida por el consumo de una hamburguesa en pacientes con síndrome metabólico», *Medicina interna de México*, vol. 6, n.º 34, pp. 840-847. https://doi.org/10.24245/mim.v34i6.2117.

117. Marc Vergés, *Grasas buenas*, Barcelona, Amat, 2017, cap. 14, pp. 52-64.

118. A. M. Bode, Z. Dong, «The Amazing and Mighty Ginger», en *Herbal Medicine: Biomolecular and Clinical Aspects*, Benzie, I. F. F., Wachtel-Galor, S., ed., segunda edición, Boca Raton (Florida), CRC Press/Taylor & Francis, 2011, cap. 7. Disponible en: https://www.ncbi.nlm.nih.gov/books/NBK92775/.

119. M. Morvaridzadeh, S. Fazelian, S. Agah, M. Khazdouz, M. Rahimlou, F. Agh, E. Potter, S. Heshmati, J. Heshmati, «Effect of ginger (*Zingiber officinale*) on inflammatory markers: A systematic review and meta-analysis of randomized controlled trials», *Cytokine*, noviembre del 2020, n.º 135, 155224. DOI: 10.1016/j.cyto.2020.155224. Epub 5 de agosto del 2020. PMID: 32763761.

120. Marc Vergés, *op. cit.* (*Grasas buenas*).

121. J. Borlinghaus, F. Albrecht, M. C. Gruhlke, I. D. Nwachukwu, A. J. Slusarenko, «Allicin: chemistry and biological properties», *Molecules*, 19 de agosto del 2014, vol. 8, n.º 19, pp. 12591-12618. DOI:10.3390/molecules190812591.

122. M. Zarezadeh, T. Baluchnejadmojarad, Z. Kiasalari, S. Afshin-Majd, M. Roghani, «Garlic active constituent s-allyl cysteine protects against lipopolysaccharide-induced cognitive deficits in the rat: Possible involved mechanisms», *Eur J Pharmacol.*, 15 de enero del 2017, n.º 795, pp. 13-21. DOI: 10.1016/j.ejphar.2016.11.051. Epub 30 de noviembre del 2016. PMID: 27915041.

123. R. Arreola, S. Quintero-Fabián, R. I. López-Roa *et al.*, «Immunomodulatory and anti-inflammatory effects of garlic compounds», *J Immunol Res.*, 2015: 401630. DOI: 10.1155/2015/401630.

124. A. Ocaña, G. Reglero, «Effects of Thyme Extract Oils (from *Thymus vulgaris*, *Thymus zygis*, and *Thymus hyemalis*) on Cytokine Production and Gene Expression of oxLDL-Stimulated THP-1-Macrophages», *J Obes.*, 2012: 104706. DOI:10.1155/2012/104706.

125. K. Srinivasan, «Biological Activities of Red Pepper (*Capsicum annuum*) and Its Pungent Principle Capsaicin: A Review», *Crit Rev Food Sci Nutr.*, 3 de julio del 2016, vol. 9, n.º 56, pp. 1488-1500. DOI: 10.1080/10408398.2013.772090. PMID: 25675368.

126. K. Srinivasan, *op. cit.*

127. A. Rašković, I. Milanović, N. Pavlović, T. Ćebović, S. Vukmirović, M. Mikov, «Antioxidant activity of rosemary (*Rosmarinus officinalis L.*) essential oil and its hepatoprotective potential», *BMC Complement Altern Med.*, 7 de julio del 2014, n.º 14, p. 225. DOI: 10.1186/1472-6882-14-225. PMID: 25002023; PMCID: PMC4227022.

128. M. Loussouarn, A. Krieger-Liszkay, L. Svilar, A. Bily, S. Birtić, M. Havaux, «Carnosic Acid and Carnosol, Two Major

Antioxidants of Rosemary, Act through Different Mechanisms», *Plant Physiol.*, noviembre del 2017, vol. 3, n.° 175, pp. 1381-1394. DOI: 10.1104/pp.17.01183. Epub 15 de septiembre del 2017. PMID: 28916593; PMCID: PMC5664485.

129. A. H. Jang, T. H. Kim, G. D. Kim, J. E. Kim, H. J. Kim, S. S. Kim, Y. H. Jin, Y. S. Park, C. S. Park. «Rosmarinic acid attenuates 2,4-dinitrofluorobenzene-induced atopic dermatitis in NC/Nga mice», Int Immunopharmacol. 2011. Sep;11(9):1271-7. DOI: 10.1016/j.intimp.2011.04.007. Epub 2011, Apr 17. PMID: 215 04802.

130. A. H. Jang *et al.*, *op. cit.*

131. A. Zdařilová, A. Svobodová, V. Simánek, J. Ulrichová, «*Prunella vulgaris* extract and rosmarinic acid suppress lipopolysaccharide-induced alteration in human gingival fibroblasts», *Toxicol In Vitro*, abril del 2009, vol. 3, n.° 23, pp. 386-392. DOI: 10.1016/j.tiv.2008.12.021. Epub 30 de diciembre del 2008. PMID: 19159670.

132. Changyou Zhu, Hongmei Yan, Yin Zheng, Heitor O. Santos, Melahat Sedanur Macit, Ketong Zhao, «Impact of Cinnamon Supplementation on cardiometabolic Biomarkers of Inflammation and Oxidative Stress: A Systematic Review and Meta-Analysis of Randomized Controlled Trials», *Complementary Therapies in Medicine*, 2020, n.° 53, 102517. ISSN 0965-2299. https://doi.org/10.1016/j.ctim.2020.102517.

133. N. Vallianou, C. Tsang, M. Taghizadeh, A. Davoodvandi, S. Jafarnejad, «Effect of cinnamon (*Cinnamomum Zeylanicum*) supplementation on serum C-reactive protein concentrations: A meta-analysis and systematic review», *Complement Ther Med.*, febrero del 2019, n.° 42, pp. 271-278. DOI: 10.1016/j.ctim.2018.12.005. Epub 2018 Dec 7. PMID: 30670254.

Capítulo 8. Suplementos

1. Ravindranath y Chandrasekhara, 1981.

2. Shaik *et al.*, 2009.

3. D. H. Kim, B. E. Heck, M. Shaffer, J. Hur, K. H. Yoo, «A natural supplement formula reduces antioxidant stress and enhances the potential for osteochondrogenic differentiation in mesenchymal stem cells», *J Clin Biochem Nutr.*, 2020, vol. 3, n.º 66, pp. 206-212. DOI: 10.3164 / jcbn.19-97.

4. L. Zhou, X. Wu, F. Yang, M. Zhang, R. Huang, J. Liu, «Characterization of Molecular Species and Anti-Inflammatory Activity of Purified Phospholipids from Antarctic Krill Oil», *Marine Drugs*, 2021, vol. 3, n.º 19, p. 124. https://doi.org/10.3390/md19030124.

5. A. A. Vishal, A. Mishra, S. P. Raychaudhuri, «A double blind, randomized, placebo controlled clinical study evaluates the early efficacy of aflapin in subjects with osteoarthritis of knee», *Int J Med Sci.*, 2011, vol. 7, n.º 8, pp. 615-622. DOI: 10.7150/ijms.8.615. Epub 12 de octubre del 2011. PMID: 22022214; PMCID: PMC3198257.

6. Catherine Ulbricht, Ethan Basch, Lisa Cheung, Harley Goldberg, Paul Hammerness, Richard Isaac, Karta Purkh Singh Khalsa, Aviva Romm, Idalia Rychlik, Minney Varghese, Wendy Weissner, Regina C. Windsor y Jayme Wortley, «An Evidence-Based Systematic Review of Elderberry and Elderflower (*Sambucus nigra*) by the Natural Standard Research Collaboration», *Journal of Dietary Supplements*, 2014, vol. 1, n.º 11, pp. 80-120. DOI: 10.3109/19390211.2013.859852.

7. L. Yang, S. Yan, Y. Zhang, X. Hu, Q. Guo, Y. Yuan, J. Zhang, «Novel enzyme formulations for improved pharmacokinetic properties and anti-inflammatory efficacies», *Int J Pharm.*, 15 de febrero del 2018, vols. 1-2, n.º 537, pp. 268-277. DOI: 10.1016/j.ijpharm.2017.12.030. Epub 16 de diciembre del 2017. PMID: 29258909.

8. Rui Yang, Bo-Chuan Yuan, Yong-Sheng Ma, Shan Zhou y Ying Liu, «The anti-inflammatory activity of licorice, a widely used Chinese herb», *Pharmaceutical Biology*, 2017, vol. 1, n.º 55, pp. 5-18. DOI: 10.1080 / 13880209.2016. 1225775.

9. K. Sheng, S. He, M. Sun, G. Zhang, X. Kong, J. Wang, Y. Wang, «Symbiotic supplementation containing *Bifidobacterium infantis* and xylooligosaccharides alleviates dextran sulfate sodium-induced ulcerative colitis», *Food Funct.*, 1 de mayo del 2020, vol. 5, n.º 11, pp. 3964-3974. DOI: 10.1039/d0fo00518e. Epub 13 de mayo del 2020. PMID: 32400787.

10. J. L. Roberts, G. Liu, T. M. Darby, L. M. Fernandes, M. E. Diaz-Hernandez, R. M. Jones, H. Drissi, «*Bifidobacterium adolescentis* supplementation attenuates fracture-induced systemic sequelae», *Biomed Pharmacother.*, diciembre del 2020, n.º 132: 110831. DOI: 10.1016/j.biopha.2020.110831. Epub 3 de octubre del 2020. PMID: 33022534.

11. P. Orlandoni, N. Jukic Peladic, A. Amoruso *et al.*, «Safety and Efficacy of Probiotic Supplementation in Reducing the Incidence of Infections and Modulating Inflammation in the Elderly with Feeding Tubes: A Pilot, Double-Blind, Placebo-Controlled Study, "IntegPRO"», *Nutrients*, 27 de enero del 2021, vol. 2, n.º 13, p. 391. DOI:10.3390/nu13020391

12. N. Bozzi Cionci, L. Baffoni, F. Gaggìa, D. di Gioia, «Therapeutic Microbiology: The Role of *Bifidobacterium breve* as Food Supplement for the Prevention/Treatment of Paediatric Diseases», *Nutrients*, 10 de noviembre del 2018, vol. 11, n.º 10, p. 1723. DOI:10.3390/nu10111723.

13. F. Farsi, J. Heshmati, A. Keshtkar, P. Irandoost, N. M. Alamdari, A. Akbari, L. Janani, N. Morshedzadeh, M. Vafa, «Can coenzyme Q10 supplementation effectively reduce human tumor necrosis factor-α and interleukin-6 levels in chronic inflammatory diseases? A systematic review and meta-analysis of randomized

controlled trials», *Pharmacol Res.*, octubre del 2019, n.º 148: 104290. DOI: 10.1016/j.phrs.2019.104290. Epub 8 de junio del 2019. PMID: 31185284.

14. S. A. Mirmalek, A. Gholamrezaei Boushehrinejad, H. Yavari *et al.*, «Antioxidant and Anti-Inflammatory Effects of Coenzyme Q10 on L-Arginine-Induced Acute Pancreatitis in Rat», *Oxid Med Cell Longev.*, 2016:5818479. DOI:10.1155/2016/5818479.

15. U. Alehagen, J. Aaseth, «Selenium and coenzyme Q10 interrelationship in cardiovascular diseases - A clinician's point of view», *J Trace Elem Med Biol.*, 2015, n.º 31, pp. 157-162. DOI: 10.1016/j.jtemb.2014.11.006. Epub 27 de noviembre del 2014. PMID: 25511910.

16. M. Kieliszek, «Selenium Fascinating Microelement, Properties and Sources in Food», *Molecules*, 3 de abril del 2019, vol. 7, n.º 24, p. 1298. DOI:10.3390/molecules24071298.

17. M. Sim, C. S. Kim, W. J. Shon, Y. K. Lee, E. Y. Choi, D. M. Shin, «Hydrogen-rich water reduces inflammatory responses and prevents peripheral blood cell apoptosis in healthy adults: a randomized, double-blind, controlled trial», *Scientific Representative,* 22 de julio del 2020, vol. 1, n.º 10:12130. DOI:10.1038/s41598-020-68930-2.

18. M. L. Ashour, N. A. Ayoub, A. N. B. Singab y M. M. al Azizi, «*Simmondsia chinensis* (Jojoba): A comprehensive pharmacognostic study», *Journal of Pharmacognosy and Phytochemistry*, 2013, vol. 2, n.º 2.

19. A. R. Vaughn, A. K. Clark, R. K. Sivamani y V. Y. Shi, «Natural Oils for Skin-Barrier Repair: Ancient Compounds Now Backed by Modern Science», *American Journal of Clinical Dermatology*, 2017, pp. 1-15.

20. P. K. Goswami, M. Samant y R. Srivastava, «Natural sunscreen agents: A review», *SAJP*, 2013, n.º 2, pp. 458-463.

21. M. Sánchez, M. R. Avhad, J. M. Marchetti, M. Martínez y

J. Aracil, «Jojoba oil: A state of the art review and future prospects», *Energy Conversion and Management*, 2016, n.º 129, pp. 293-304.

22. A. R. Vaughn *et al.*, *op. cit.*

23. V. R. Patel, G. G. Dumancas, L. C. Kasi Viswanath, R. Maples, B. J. Subong, «Castor Oil: Properties, Uses, and Optimization of Processing Parameters in Commercial Production», *Lipid Insights*, 7 de septiembre del 2016, n.º 9, pp. 1-12. DOI:10.4137/LPI.S40233.

24. Thada Piamphongsant, «Phenol-Castor Oil: Modified Peel for Dermal Melasma», 12 de mayo del 2006. https://doi.org/10.1111/j.1524-4725.2006.32131.x.

25. Arief Budiyanto, Nazim U. Ahmed, An Wu, Toshinori Bito, Osamu Nikaido, Toshihiko Osawa, Masato Ueda, Masamitsu Ichihashi, «Protective effect of topically applied olive oil against photocarcinogenesis following UVB exposure of mice», *Carcinogenesis*, 1 de noviembre del 2000, vol. 21, n.º 11, pp. 2085–2090. https://doi.org/10.1093/carcin/21.11.2085.

26. Publio Viola y Marzia Viola, «Virgin olive oil as a fundamental nutritional component and skin protector». https://doi.org/10.1016/j.clindermatol.2008.01.008.

27. https://www.healthline.com/health/olive-oil-for-skin-lightening.

28. T. K. Lin, L. Zhong, J. L. Santiago, «Anti-Inflammatory and Skin Barrier Repair Effects of Topical Application of Some Plant Oils», *Int J Mol Sci.*, 27 de diciembre del 2017, vol. 1, n.º 19, p. 70. DOI:10.3390/ijms19010070.

Capítulo 9. La inflamación crónica nos envejece más rápido

1. Y. Zhang, Z. Xu, Y. Yang, S. Cao, S. Lyu, W. Duan, «Association Between Weight Change and Leukocyte Telomere Length in U.S. Adults», *Front Endocrinol*, 12:650988. DOI: 10.3389/fendo.2021.650988.

2. S. Canudas, N. Becerra-Tomás, P. Hernández-Alonso, S. Galié, C. Leung, M. Crous-Bou, I. De Vivo, Y. Gao, Y. Gu, J. Meinilä, C. Milte, S. García-Calzón, A. Marti, V. Boccardi, M. Ventura-Marra, J. Salas-Salvador, «Mediterranean Diet and Telomere Length: A Systematic review and Meta-Analysis», *Adv Nutr.*, 2020, nov.,16; 11(6): 1544-1554. DOI: 10.1093/advances/nmaa079. PMID: 32730558; PMCID: PMC7666892.

3. C. Welendorf, C. F. Nicoletti, M. A. S. Pinhel, N. Y. Noronha, B. M. F. De Paula, C. B. Nonino, «Obesity, weight loss, and influence on telomere length: New insigths for personalized nutrition», *Nutrition*, 2019, oct.; 66:115-121. DOI: 10.1016/j.nut.2019.05002. Epub 24 de mayo del 2019. PMID: 31255876.

4. M. Crous-Bou, J. L. Molinuevo, A. Sala-Vila, «Plante-Rich Dietary Patterns, Plant Foods and Nutrients, and Telomere Length», *Adv Nutr.*, 2019, nov. 1; 10(suppl_4):s295-s303. DOI: 10.1093/ad vances/nm026. PMID: 31728493; PMID: PMC6855941.

«Para viajar lejos no hay mejor nave que un libro».

EMILY DICKINSON

Gracias por tu lectura de este libro.

En **penguinlibros.club** encontrarás las mejores recomendaciones de lectura.

Únete a nuestra comunidad y viaja con nosotros.